Van Cranenburgh

Segmentale Phänomene

Ben van Cranenburgh

Segmentale Phänomene

Ein Beitrag zu Diagnostik und Therapie

Übersetzung ins Deutsche von Anna Rabou und Christl Kiener

2., vollständig überarbeitete Auflage

KIENER München 2018

Titel der Originalausgabe
van Cranenburgh, Segmentale Verschijnselen. Een bijdrage aan diagnostiek en therapie. Eerste druk 1985, derde druk 2004, vierde druk 2015,
ISBN 978-90-368-0965-8

Hinweis für den Benutzer
Die Erkenntnisse in der Medizin unterliegen einem ständigen Wandel durch Forschung und klinische Erfahrung. Der Verfasser dieses Werkes hat große Sorgfalt darauf verwendet, dass die in diesem Werk gemachten Angaben dem Wissensstand seiner Zeit entsprechen. Das entbindet den Nutzer dieses Werkes aber nicht von der Pflicht, anhand weiterer schriftlicher Informationsquellen zu überprüfen, ob die dort gemachten Angaben von den Angaben in diesem Buch abweichen, und seine therapeutischen Maßnahmen in eigener Verantwortung zu treffen.

Bibliografische Information der Deutschen Nationalbibliothek
Die Deutsche Nationalbibliothek verzeichnet diese Publikation in der Deutschen Nationalbibliografie; detaillierte bibliografische Daten sind im Internet über http://www.d-nb.de/ abrufbar.

2., vollständig überarbeitete Auflage 2018

18 19 20 21 22 5 4 3 2 1

Übersetzung: Anna Rabou, Oberwil/Schweiz; Christl Kiener, München
Bildbearbeitung: Sophie Kiener, München; Kadja Gericke, Arnstorf
Satz: Kadja Gericke, Arnstorf
Druck und Bindung: Vereinigte Druckereibetriebe Laupp &Göbel GmbH, Gomaringen
Zeichnungen: Henriette Rintelen, Velbert
Umschlaggestaltung: SpieszDesign, Neu-Ulm

ISBN 978-3-943324-33-4

www.kiener-verlag.de

Vorwort zur vierten niederländischen Auflage*

Im Jahr 2015 ist man sich in zunehmendem Maß bewusst, dass nichtpharmakologische Behandlungen von Beschwerden einen wichtigen Platz in der medizinischen Praxis haben. Zahlreiche Formen von „Stimulationstherapien" sind Beispiele dafür: Manuelle Therapie, Osteopathie, Akupunktur, aber auch Bewegung, Musik und Wärme. Skeptisch oder nicht – diese Therapien haben einen wesentlichen Anteil an unserer derzeitigen Gesundheitsversorgung. Leider ist die wissenschaftliche Forschung sehr im Rückstand, was die zugrunde liegenden Mechanismen und „harte" Fakten betrifft: eine Nachlässigkeit unserer Universitäten?

Neue Erkenntnisse über die Plastizität unseres Nervensystems geben deutliche Hinweise, dass Stimulation (im weitesten Sinne des Wortes) die Eigenschaften unseres Nervensystems und damit auch Beschwerdebilder beeinflussen kann. Stimulation kann plastische Veränderungen auslösen, aber auch reduzieren. Dies ist natürlich im Hinblick auf die Entwicklung von neuen Therapiestrategien relevant. Die neuen Erkenntnisse werfen auch ein neues Licht auf segmentale Symptome wie hyperalgetische und hypertone Zonen.

Steigende Kosten im Gesundheitswesen erzwingen eine Reflexion über den Einsatz von Ressourcen. Wie das gute Zuhören (Anamnese) und die genaue Beobachtung des Patienten bilden segmentale Symptome einfache und effektive Mittel, um zu einer Diagnose zu kommen. Auch hier sehen wir einen Rückstand der wissenschaftlichen Basis. Ein ergreifendes Beispiel ist der viszerale Schmerz (Jänig, 2014): Störungen innerer Organe können mit allen möglichen Erscheinungen einhergehen, die auf den ersten Blick nichts mit dem fraglichen Organ zu tun haben: übertragener Schmerz ist ein Beispiel dafür. Die neuen Erkenntnisse über die Plastizität (Woolf, 2010) machen verständlich, dass segmentale Phänomene bei bestimmten Individuen ausgeprägter sein können als bei anderen: jedes Nervensystem ist geprägt von individuellen Lebenserfahrungen.

Angesichts der wenigen Veröffentlichungen über segmentale Phänomene erfüllt dieses Buch noch immer einen Bedarf. Die Grundeinstellung des Buches ist unverändert. Neue Erkenntnisse wurden hinzugefügt und an einigen Stellen wurden die Akzente in Übereinstimmung mit aktuellen Ansichten geändert. Einige neue Referenzen wurden hinzugefügt.

Sommer 2015
Ben van Cranenburgh

---

* Basis der Übersetzung der zweiten deutschen Auflage

Vorwort zur ersten niederländischen Auflage

Jeder Arzt weiß, dass linksseitige Schmerzen in Schulter und Unterarm mit einer Störung im Bereich des Herzens in Zusammenhang stehen können. Eine Abweichung in einem Organ spiegelt sich offenbar an der Körperoberfläche wider. Dies ist ein Beispiel für segmentale Phänomene. Diese Phänomene können bei vielen, wenn auch nicht allen Organstörungen vorkommen. Nicht nur Schmerz (z. B. übertragener Schmerz [referred pain]), sondern auch Muskelspannung, Hauttemperatur und -farbe, Bindegewebszonen und Veränderungen im Bereich der Pupille sind Beispiele von Symptomen, die segmental bestimmt sein können. Dies betrifft häufig Symptome, die in einem frühen Stadium des Krankheitsprozesses und mit einfachen Mitteln wahrgenommen werden können. Gerade darum können diese Symptome für die Praxis des Hausarztes, Physiotherapeuten und Osteopathen von Belang sein.

Diese Phänomene wurden bereits um 1900 beschrieben, sind jedoch größtenteils wieder in Vergessenheit geraten. Hat man die Lokalisationen dieser Symptome als zu mystisch betrachtet? Ist der Anspruch an das Wahrnehmungsvermögen zu hoch? Sind sie durch den Vormarsch der objektiveren technischen Untersuchungsmethoden verdrängt worden?

Dieses Buch bietet die theoretischen Hintergründe und Anwendungsmöglichkeiten der segmentalen Zusammenhänge. Die Wechselwirkung zwischen Organen und Körperteilen hat ihren Ursprung in einem Prozess der Segmentierung, der früh in der embryonalen Entwicklung auftritt. Alle Strukturen in einem Segment haben eine gemeinsame Innervation. Trotz umfassender anatomischer Verschiebungen bleibt die Innervation bis in das Erwachsenenalter unverändert. In segmentaler Hinsicht können weit voneinander entfernt liegende Organe also doch miteinander in Wechselwirkung stehen.

Diese Wechselwirkungen innerhalb eines Segments können für Arzt und Therapeut diagnostische Bedeutung haben: Durch die Beachtung dieser Phänomene kann man mit einfachen Mitteln in einem frühen Stadium einer Organstörung auf die Spur kommen. Dieses Buch behandelt vor allem diese diagnostischen Anwendungen. Für Physiotherapeuten ist natürlich auch die therapeutische Anwendung von Belang: Beeinflussung von Organfunktionen über die Stimulation von mehreren überlagerten Körperstrukturen. Über diesen letzteren Aspekt gibt es leider ganz wenig Untersuchungen.

Neben den Pionieren in der Neurologie wie Sherrington, Head und MacKenzie (alle um 1900) hat der Niederländer Bolk im Jahr 1910 einen wichtigen Beitrag zur Einsicht in den segmentalen Aufbau des menschlichen Körpers geleistet. Sein Werk wird auch heute noch zitiert. Es ist dann auch erfreulich, dass sein Buch „De segmentale innervatie van romp en ledematen bij de mens" von Bohn, Scheltema & Holkema unlängst erneut herausgegeben wurde.

1962 publizierten Hansen und Schliack eine monumentale Studie zur Bedeutung segmentaler Phänomene in der internistischen Diagnostik. Anhand von mehreren hundert Patientenfällen „kartografierten" sie die Vielzahl der segmentalen Phänomene. Ihre Empfehlungen für die medi-zinische Praxis haben jedoch wenig Beachtung gefunden. Neuere Unter-suchungen über segmentale Phänomene stehen so gut wie nicht zur Verfügung.

In diesem Buch wird versucht, segmentalen Phänomenen wieder mehr Aufmerksamkeit zu schenken. Es ist meine Hoffnung, dass Hausärzte und Therapeuten dazu bereit sind, die Brauchbarkeit von segmentalen Phänomenen in der Praxis zu prüfen.

Großen Dank schulde ich Herrn H. Wessel, Hausarzt, und Herrn K. L. Phoa, Manualtherapeut, für ihre kritischen Anmerkungen. Ohne ihren Beitrag wäre dieses Buch nicht zustande gekommen.

Frühjahr 1985
Ben van Cranenburgh

Vorwort zur ersten deutschen Auflage

Der Text ist in großen Teilen unverändert geblieben und wurde – wo dies notwendig war – auf den aktuellen Stand gebracht. In Kapitel 4 wurden neue Dermatomkarten hinzugefügt, um die verschiedenen Ansätze zu verdeutlichen. Alle Zeichnungen wurden neu gestaltet.

Auch im Erscheinungsjahr dieser deutschen Ausgabe, 2011, muss festgestellt werden, dass nur sehr wenige wissenschaftliche Untersuchungen zur Erforschung der segmentalen Phänomene durchgeführt werden. Die von Hansen und Schliack in den 60er-Jahren des letzten Jahrhunderts beschriebenen Grundlagen sind noch immer die aktuellsten Ausführungen.

Haarlem/Thun, November 2011
Ben van Cranenburgh

Inhaltsverzeichnis

Segmentale Phänomene Einleitung

1

Zusammenfassung

Eine Organfunktionsstörung kann sich außer in Form von strukturellen und funktionellen Symptomen auch in Form segmentaler Phänomene äußern. Diese sind einfach und direkt mit unseren Sinnen wahrnehmbar (fühlbar, sichtbar). Mit Hilfe von einigen klaren Regeln können diese Phänomene analysiert werden. Dieses Vorgehen kann einen wichtigen Beitrag für die Diagnostik liefern. Bedauerlicherweise fehlt es noch immer an wissenschaftlicher Forschung auf diesem Gebiet.

1 Einleitung

1.1 Einfachheit versus Technologie

Wenn ein Patient mit Beschwerden zum Hausarzt oder Therapeuten kommt, sollten bei der Erstuntersuchung idealerweise einfache und nicht belastende Methoden angewendet werden. An erster Stelle kommt die *Anamnese,* die „Geschichte" des Patienten und das „zuhörende Ohr" des Behandlers, eventuell re-konstruiert mittels gezielter Fragen oder über die Angaben von Drittpersonen. Danach folgen die *körperliche* Untersuchung und erst in letzter Instanz – wenn erforderlich – die *apparative* Untersuchung (Labor, bildgebende Verfahren, Scans etc.).

Heute zeigt sich immer mehr, dass blindes Vertrauen in die Überlegenheit technischer Untersuchungen sicherlich nicht immer zum Vorteil des Patienten und der Gesellschaft ist. Die Aktivitäten des Hausarztes sollten sich nicht auf die Überweisung von Patienten an den Spezialisten beschränken; er kann selbst einen erheblichen Beitrag zur Abklärung der häufigsten Beschwerden leisten. Untersuchungen beweisen den großen Anteil der Anamnese und der körperlichen Untersuchung bei der Findung einer Diagnose: In ca. 90 % der Fälle kann mit diesen Methoden eine Diagnose gestellt werden. Nur in wenigen Fällen ändern oder ergänzen technische Untersuchungen die Diagnose (Taylor, 1983). Diese Tatsache steht im extremen Gegensatz zum hohen Kostenaufwand von technischen Untersuchungen und zur Bedeutung, die diesen Untersuchungsmethoden in der medizinischen Ausbildung und in den Medien beigemessen wird. Häufig drängen Patienten auf die Durchführung von Röntgen- oder anderen technischen Untersuchungen. Viele Ärzte wissen jedoch, dass dies kaum etwas zur Diagnosestellung beträgt. Taylor sagt dazu Folgendes:

> *„ … es besteht eine Tendenz, menschliche Aktivitäten, bei denen Technologie eingesetzt wird, als überlegener zu betrachten als die ohne Technologie. Auf diese Weise ist sowohl bei Ärzten als auch bei Laien die Überzeugung gewachsen, dass eine mithilfe von technischen Mitteln erhaltene Diagnose präziser und bedeutsamer sei als eine Diagnose, die nur mit einfachen Mitteln erstellt wird … "*

Der Begriff „segmentale Phänomene“ beschreibt solche Phänomene, die im Prinzip mit unseren Sinnen direkt wahrnehmbar sind. Hierbei sind vor allem das Sehen (die Inspektion) und das Spüren (die Palpation) von Bedeutung. Manche Phänomene sind mehr oder weniger objektiv, d. h. durch Beobachtung festzustellen, z. B. eine erweiterte Pupille, ein angespannter Muskel, Farbveränderungen der Haut. Andere Phänomene sind eher subjektiver Art, das heißt, man muss sich auf die Aussagen des Patienten verlassen, etwa wenn er sagt, er habe Kopfschmerzen, und auf die schmerzhafte Stelle zeigt. Selbstverständlich gibt es viele Abstufungen zwischen Objektivität und Subjektivität: Wenn z. B. ein Patient sagt, dass sich seine Hand warm anfühle, kann dies einerseits „objektiv“ gemessen werden, andererseits kann die Wärme aber auch nur „subjektiv“ von ihm so empfunden werden.

Die segmentalen Phänomene stellen eine spezielle Gruppe dar. Sie sind manifeste Reflektionen von Organstörungen auf die Körperoberfläche. Auf Ursprung und Definition wird in diesem Buch im Detail eingegangen. Im klinischen Alltag sind Untersuchung und Interpretation dieser Phänomene fast in Vergessenheit geraten. In allgemeiner Erinnerung geblieben sind der sogenannte übertragene Schmerz (referred pain) in Schulter und Arm bei Angina pectoris, die spezifischen schmerzhaften Druckpunkte bei Erkrankungen der Bauchorgane, die „Défense musculaire“ (Abwehrspannung) und einige andere Phänomene.
In der Praxis arbeitet man teilweise mit Zusammenhängen wie „linke Schulter – Herz“ oder „rechte Schulter – Leber“, ohne sich der Tatsache bewusst zu werden, dass es sich dabei um eine fundamentale und systematische Reflexion des Organzustands an der Körperoberfläche handelt.

Im paramedizinischen Bereich und bei verschiedenen alternativ-medizinischen Therapieverfahren besteht bereits seit Langem ein Interesse für diese segmentalen Zusammenhänge und ihre Anwendung. Therapien wie Akupunktur, Dry Needling, Bindegewebsmassage, manuelle Therapie und Osteopathie basieren zweifellos in der einen oder anderen Form auf dem Prinzip der segmentalen Zusammenhänge. Die gängigen Erklärungen für bestimmte Zonen oder für die Wirkung von Therapien sind aber oft unklar, und oft werden vage Theorien statt wohlüberlegter, klarer, theoretisch begründeter Prinzipien in den Vordergrund gestellt. Kenntnisse der segmentalen Zusammenhänge können sicherlich zur Klärung beitragen. Ein Jammer, dass auf universitärer Ebene hier kaum ein Beitrag geleistet wird.

1.2 Deutsche Pioniere

Beim Studium der Literatur fällt auf, dass vor allem in Deutschland von den Kenntnissen über segmentale Zusammenhänge Gebrauch gemacht wird. Beispiele hierfür sind die Neuraltherapie und die Bindegewebsmassage. Dies zeigt sich auch darin, dass die beiden Autoren einer der bedeutsamsten Publikation zum Thema segmentale Zusammenhänge zwei deutsche Kliniker waren: K. Hansen und H. Schliack mit ihrem Buch „Segmentale Innervation. Ihre Bedeutung für Klinik und Praxis" (1962). Sie zeigen auf überzeugende Weise, dass sich Veränderungen innerer Organe sehr konsistent segmental äußern können. Obwohl die ursprünglichen (und bedeutsamen!) Publikationen von MacKenzie und Head (ca. 1900) in englischer Sprache publiziert wurden, wurden diese Erkenntnisse im englischen Sprachraum kaum weiterverfolgt.

Auch in der aktuellen Literatur findet sich kaum etwas über segmentale Zusammenhänge: Wancura hat versucht, die Erkenntnisse zusammenzufassen (Segment-Anatomie, 2010); Sato und Mitarbeiter unternahmen tierexperimentelle Forschungsarbeiten über viszero-somatische und somato-viszerale Reflexe; Giamberardino beschreibt Muster von übertragenem Schmerz bei inneren Erkrankungen. Viel mehr ist leider nicht zu finden.

Schliack und Schiffter schreiben im umfangreichen Handbuch „Klinische Pathologie des vegetativen Nervensystems" (1976) Folgendes:

> *Die „reflectorischen und algetischen Krankheitszeichen", die viscerogenen, über spinale Schaltstellen laufenden Reflexe ... sind in ihrer Pathogenese nicht in allen Einzelheiten geklärt. Sie sind aber eine klinische Realität. Das Interesse an diesen Phänomenen hat bedauerlicherweise nachgelassen. Die Ergebnisse der modernen apparativen Methoden haben die naive, „unmittelbare" Krankenuntersuchung aus dem Blickfeld geschoben, nicht nur die hier besprochenen Krankheitszeichen. Es gibt viele Gründe dafür. Natürlich liegt dies an der Faszination moderner Verfahren, ihren unbestreitbaren positiven Ergebnissen. „Billige" – im wahrsten Sinn des Wortes – Methoden gelten weniger als millionenteure Computerantworten.*

Dieses Zitat zeigt, dass eine segmentale Untersuchung eine ernsthafte Betrachtung verdient, weil sie einerseits einfach, preiswert und wenig belastend für den Patienten ist, andererseits wichtige Informationen liefern kann, die sonst nicht oder nur mithilfe von unangenehmen technischen Untersuchungen ans Licht gekommen wären. Das obige Zitat ist auch heute noch beachtenswert.

1.3 Diagnostik

Informationen aus segmentalen Untersuchungen können zu einer Zu- oder Abnahme von Wahrscheinlichkeiten führen. Hierbei macht man von zwei Regeln Gebrauch:

1. Die *Segmentregel:* Bestimmte Symptome (z. B. mit Schmerz, Hypertonie, Kältegefühl) in einem spezifischen Hautgebiet oder einem spezifischen Muskelbereich sind spezifischen Organen zugeordnet. Ein Wadenkrampf erhöht die Wahrscheinlichkeit des Vorhandenseins einer sakralen Pathologie (d. h. der Störung eines Organs im kleinen Becken, z. B. der Blase); Wadenmuskel und Blase werden gemeinschaftlich innerviert aus den sakralen Rückenmarkswurzeln. In gleicher Weise gehören Herz, Pupille und ulnaseitiger Unterarm zusammen: Sie werden gemeinschaftlich aus Th1 innerviert.
2. Die *Seitenregel:* Bestimmte Organe verursachen linksseitige Zonen (z. B. Herz und Magen), andere vor allem rechtsseitige (z. B. Leber).

Segmentale Symptome äußern sich, oft lange bevor andere Untersuchungen einen positiven Befund ergeben. Dadurch ist eine frühzeitige Diagnose möglich, die zu einem adäquateren therapeutischen oder sogar präventiven Vorgehen führen kann.

Bei der Entstehung von segmentalen Phänomenen können periphere und zentrale Sensibilisierungsprozesse eine Rolle spielen. So sollen beispielsweise bei einer beginnenden Entzündung in einem Organ vor allem peripher Veränderungen der Sensibilität auftreten: die Fasern, die dieses Organ innervieren, werden sensibler. Hierdurch soll die afferente Aktivität, die das Rückenmark erreicht, zunehmen. In zweiter Instanz können auch Hinterhornneuronen sensibilisiert werden. Diese Sensibilisierung verstärkt das Auftreten segmentaler Phänomene. Später in diesem Prozess können sich diese in höher liegenden Systemen ausbreiten (Thalamus, limbisches System, Hirnrinde). In dieser späteren Phase geht dann der segmentale Charakter der Phänomene verloren.

Darüber hinaus kann die Kenntnis der segmentalen Zusammenhänge diagnostische Fehlinterpretationen verhindern. Schulterschmerzen können auf einer Störung im Bereich des Herzens beruhen, lumbale Rückenschmerzen auf gynäkologischen Störungen, Kopfschmerzen kommen häufig im Rahmen innerer Erkrankungen vor; Schulter- und Rückenschmerzen spiegeln dann innere Krankheiten wider.

Die Theorie hinter den segmentalen Zusammenhängen ist für die klinische Praxis von Nutzen: Sie regt zu einer anderen Art an, zu beobachten, zu interpretieren und zu denken. Dies ist ein Beispiel für *angewandte Neurowissenschaft.*

Segmentales Wahrnehmen und Denken ist eine von vielen Arten der Wahrnehmung und des Denkens. MacKenzie beschreibt bereits um 1900, dass sich eine Organstörung im Prinzip auf drei verschiedene Arten manifestieren kann:

- *Strukturelle* Veränderung des betroffenen Organs (sichtbar, spürbar oder mittels technischer Untersuchung nachweisbar).
- *Funktionelle* Veränderung infolge der Organstörung (z. B. Dyspnoe, Koma, Herzrhythmusstörung etc.).
- *Reflektorische Symptome:* die Organstörung „spiegelt" sich an der Körperoberfläche wider. Das strukturell gestörte Organ ist Ursache von Reflexen und Interaktionen im Nervensystem. Sicht- und spürbare Veränderungen können die Folge sein.
  Stellen wir uns einen dunklen Wald vor, wo man in der Ferne einen erleuchteten Baum sieht. Dieser Baum wird erleuchtet durch ein beleuchtetes Haus, das in der Nähe steht. Der beleuchtete Baum verrät somit ein Haus, das bewohnt ist. Der verirrte Wanderer wird gerettet. Natürlich ist der Zweck der Hausbeleuchtung nicht, den Baum anzustrahlen. Doch liefert der beleuchtete Baum eine diagnostische Spur/Fährte: Schmerz an der linken Schulter kann auf eine Herzmuskel-Ischämie hinweisen.

Diese letzte Gruppe von Phänomenen wird in diesem Buch besprochen.

Was sind segmentale Beziehungen? 2

Zusammenfassung

Zwischen den Eingeweiden, dem „verborgenen" Körper, und dem „wahrnehmbaren" Körper besteht eine Beziehung und Wechselwirkung, die begründet ist durch die segmentale Innervation. Eine Erkrankung eines inneren Organs kann sich an der Körperoberfläche widerspiegeln: segmentale **Diagnostik**. Auch bei der neurologischen Diagnose wird von der segmentalen Ordnung Gebrauch gemacht. Bei der segmentalen **Therapie** bedient man sich der segmentalen Interaktionswege, um durch Stimulation von der Körperoberfläche Organfunktionen zu beeinflussen: Akupunktur, Dry Needling, Osteopathie und manuelle Therapie sind Beispiele von Therapiemethoden, bei denen die Wirkung teilweise über segmentale Reflexwege zustande kommt.

2.1 Die Beziehungen zwischen dem Verborgenen und dem Wahrnehmbaren

Der Begriff „segmentale Beziehungen“ bedeutet, dass über die Rückenmarkssegmente eine Beziehung und Interaktion zwischen inneren Organen und Haut, Muskel- und Skelettsystem besteht. Die Beziehung basiert auf der Innervation. Von einem Rückenmarkssegment aus werden über eine Nervenwurzel spezifische Bereiche von Haut, Skelett, Muskulatur und inneren Organen innerviert: die sogenannte segmentale Innervation. Sämtliche zu einer Nervenwurzel gehörenden Körperbereiche bilden zusammen das „Segment“. Die Strukturen innerhalb eines Segments beeinflussen einander über die Nervenbahnen. In Abbildung 2.1 werden vier mögliche Zusammenhänge aufgezeigt:

Segmentale Diagnostik: Der Reiz entsteht in den inneren Organen oder in anderen nicht sichtbaren Bereichen. Die Störung kann als „Reizquelle“ aufgefasst werden. Die Nervenaktivität erreicht zuerst das Rückenmark und danach sämtliche Körperbereiche, die zum gleichen Segment gehören bzw. von derselben Nervenwurzel innerviert werden. Eine Aktivität, die durch eine Störung im Bereich des Herzmuskels entsteht (z. B. Ischämie), wird über afferente Nervenfasern die Segmente Th1–Th5 erreichen. Dadurch können in all denjenigen Körperbereichen Symptome hervorgerufen werden, die von diesen Segmenten innerviert werden. Diese sind z. B. Pupille, Gesicht (Schweißsekretion und Vasomotorik), Hautareale im Bereich von Thorax und ulnaseitigem Unterarm, Teile des M. pectoralis und der Interkostalmuskeln. Dieses Beispiel zeigt, dass anatomisch weit auseinanderliegende Körperbereiche segmental zusammengehören können.

Neurologische Diagnostik: Der Reizort oder die Läsion befinden sich im Rückenmark oder in seiner unmittelbaren Nähe und äußert sich segmental, beispielsweise in Form einer Analgesie in einem Hautbereich (z. B. in beiden Händen; Segment C8/Th1), verringerter Reflexe oder einer Atrophie einer Muskelgruppe. Auch eine Störung der Aktivität der inneren Organe kann die Folge sein (z. B. Störung der Blasenfunktion bei Kompression der Sakralwurzeln). Diese Phänomene sind für die Diagnostik in der Neurologie, die sogenannte segmentale Diagnostik, von großer Bedeutung. Lokalisation und Art eines Symptoms weisen auf den Ort der Läsion hin (z. B. Horner-Syndrom, Atrophie des Thenars, aufgehobene Schmerzempfindung). Diese Symptome werden eingeteilt in

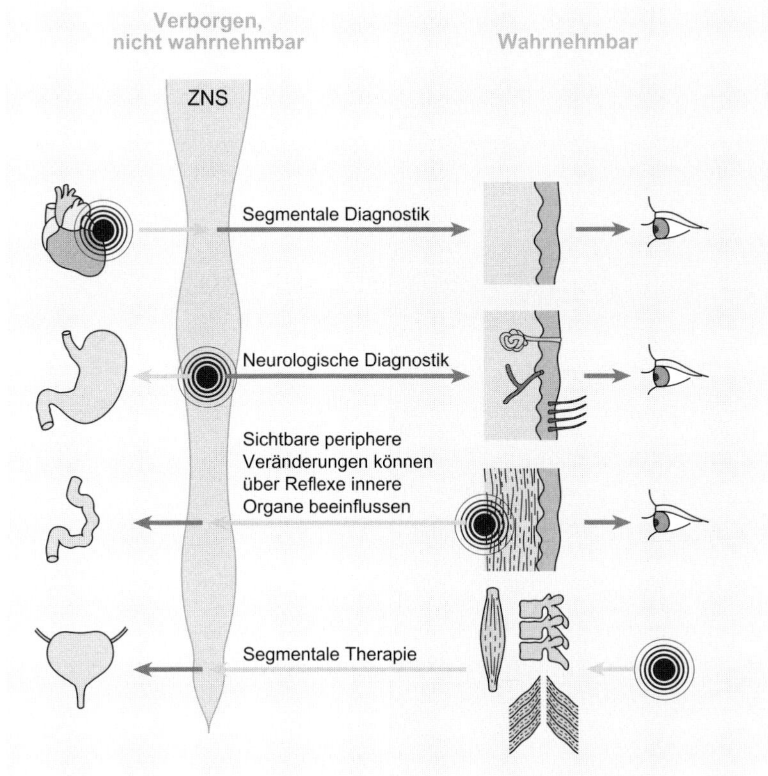

Abb. 2.1 Der Zusammenhang zwischen dem Verborgenen und dem Wahrnehmbaren. Das Symbol ◉ gibt den Reizort bzw. die Störung an. Die Zahlen entsprechen der Beschreibung im Text.

- Reizphänomene (Schmerz, Hyperästhesie, Muskelzuckung): „Plus-Symptome“
- Ausfallphänomene (Parese, Anästhesie, aufgehobene Schweißsekretion): „Minus-Symptome“.

Sichtbare periphere Veränderungen können über Reflexe innere Organe beeinflussen: Der Reiz entsteht an der Körperoberfläche (Haut, Muskel, Knochen) und erreicht die dazugehörenden Rückenmarkssegmente. Alle Organsysteme oder Strukturen in diesen Segmenten können dadurch beeinflusst werden. Eine lokale Störung in einem Gelenk kann also eine veränderte Organfunktion zur Folge haben, was zu diagnostischen Fehlinterpretationen führen kann. Diese Phänomene sind nicht Gegenstand dieses Buches; die lokale Abweichung ist meist direkt wahrnehmbar. Kunert (1975) beschreibt die Interaktion zwischen Abweichungen in der und rund um die Wirbelsäule und diversen Organfunktionen. Erkrankungen des Bewegungsapparats können somit zugleich Veränderungen der Funktion von Organen mit sich bringen, die zu den korrespondierenden Segmenten gehören: ein interessanter Gedanke, der aber leider kaum auf diesem Gebiet weiter untersucht ist.

Segmentale Therapie: Reize können zielgerichtet von außen im Rahmen einer therapeutischen Maßnahme gegeben werden (Massage, Akupunktur, Osteopathie etc.). Durch Reizung der Nervenfasern werden bestimmte Rückenmarkssegmente erreicht, die einen schmerzlindernden Effekt haben oder über efferente Nervenfasern die Organfunktion beeinflussen können.

2.2 Theorie versus Empirie

Eine rationale, praktische Anwendung dieser Zusammenhänge in der Praxis ist nur möglich, wenn man weiß, welche Körperbereiche segmental zusammengehören. Dazu gibt es zwei Möglichkeiten des Vorgehens:

- *Das empirisch-praktische Vorgehen.* Man hat empirisch festgestellt, dass gehäuft ein Zusammenhang zwischen linker Schulter und Herz und zwischen rechter Schulter und Leber besteht. Auch der Verlauf der Meridiane und die Position der Akupunkturpunkte wurden auf der Basis von praktischer Erfahrung (oder Überlieferung!) festgelegt.
- *Das fundamental-theoretische Vorgehen.* Man kann die Innervation von Organen und Körperbereichen untersuchen, indem man den anatomischen Verlauf der Nervenfasern untersucht oder physiologische Experimente durchführt (z. B. Durchtrennung oder elektrische Reizung von Nervenwurzeln).

Interessant ist, dass es mitunter Übereinstimmungen zwischen Akupunkturpunkten bzw. dem Verlauf von Meridianen einerseits und segmental innervierten Regionen, Schmerzzonen und Triggerpunkten andererseits gibt.

Betrachtet man die großen Unterschiede in den derzeitig vorliegenden Dermatomkarten, erkennt man jedoch, dass noch immer keine Einigkeit in Bezug auf die segmentale Innervation besteht. Auch die Segmentierung innerhalb des autonomen Nervensystems ist nur teilweise geklärt.

2.3 Anwendungsbereiche

Zusammenfassend kann festgehalten werden, dass Kenntnisse der segmentalen Zusammenhänge vorteilhaft sind für folgende Bereiche:

- Innere Medizin: Diagnostik von Störungen im Bereich von Leber und Herz und möglicherweise auch für andere Organe.
- Chirurgie: Diagnostik eines akuten Abdomens, einer Appendizitis etc.
- Klinische Neurologie: Diagnostik von Rückenmarks- und Nervenwurzelverletzungen etc.
- Nichtwestliche und komplementäre Heilmethoden: Wahrnehmung von Zonen, Irisdiagnostik, Aurikulodiagnostik, Fußreflexzonentherapie etc. basieren eventuell auf segmentalen Zusammenhängen. Auch verschiedene Therapiemethoden können über die segmentalen Verschaltungen wirken: Akupunktur, Dry Needling, Neuraltherapie, Druckpunktmassage etc.
- Behandlungsmethoden der Physiotherapie: Bindegewebsmassage, Periostmassage, manuelle Therapie, TENS (transkutane elektrische Neurostimulation), Triggerpunktbehandlung.

! Von Interesse ist, dass durch die Kenntnis der segmentalen Zusammenhänge manchmal eine Brücke zwischen einigen nichtwestlichen oder alternativen Heilmethoden und akzeptierten Grundlagenwissenschaften (wie der Physiologie) geschlagen werden kann. Das Denken in Segmenten kann somit einen anderen Ansatz etwa für Kopf-, Nacken- und Rückenschmerzen liefern.

In diesem Buch wird vor allem der Zusammenhang unter Segmentale Diagnostik (Abb. 2.1) besprochen: Schlussfolgerungen auf tief liegende, nicht sichtbare Strukturen (innere Organe) über Wahrnehmungen an der Körperoberfläche.

Der Zusammenhang unter Segmentale Therapie (Abb. 2.1), die therapeutische Beeinflussung mittels segmentaler Zusammenhänge, wird im Kapitel 9 kurz angesprochen. Leider ist über dieses Thema selbst heute noch wenig Literatur vorhanden. Angesichts der dürftigen Forschungslage bleiben die beschriebenen Mechanismen – obgleich theoretisch plausibel – ziemlich spekulativ. Die segmentalen Reflexwege bestehen sicherlich, aber spielen sie auch eine Rolle bei den Mechanismen, mit denen Therapieeffekte zustande kommen? Evidenz-basierte Medizin ist dringend nötig!

Embryologie, die Wurzel der segmentalen Zusammenhänge 3

Zusammenfassung
Ursprung segmentaler Beziehungen ist die Bildung von Somiten und die Entstehung von Innervation frühzeitig in der Embryonalphase. Trotz tiefgreifender Verschiebungen der drei embryonalen Schichten (Ekto-, Meso- und Entoderm) und Verlagerungen von anatomischen Strukturen bleibt die ursprüngliche segmentale Innervation ein Leben lang bestehen. Die Diskrepanz im Wachstum zwischen Wirbelsäule und Rückenmark und die Entstehung der Extremitäten tragen ferner zur augenscheinlichen Komplexität der segmentalen Beziehungen bei. Erkrankungen des Herzens können in Zusammenhang stehen mit Zeichen an Pupille, Unterkiefer, Nacken, linker Schulter, Brustmitte und Unterarm ulnar links und kleinem Finger: auf den ersten Blick unbegreiflich, aber aus segmentaler Sicht sonnenklar.

3.1 Segmentierung

In Abbildung 3.1 ist dargestellt, wie man sich die Entstehung segmentaler Beziehungen vorstellen kann. Zu jedem Rückenmarkssegment (= Teil des Neuralrohrs) gehört jeweils ein Teil des Ektoderms (Haut), Mesoderms (Skelett und Muskulatur) und Entoderms (Organe). Zusammen bilden diese Strukturen ein *Metamer*, das Ursegment, oder ein „Segment" im weitesten Sinn.

Bereits früh in der Entwicklung, unmittelbar nach dem Verschluss des Neuralrohrs, entsteht ein segmentaler Aufbau durch Fragmentierung des Mesoderms in sogenannte *Somiten* (Abb. 3.2). Die Anzahl der Somiten entspricht der Anzahl der Rückenmarkswurzeln, nämlich 31 (8 zervikale, 12 thorakale, 5 lumbale, 5 sakrale und 1 kokzygeale). Aus dem Mesoderm dieser Somiten entstehen Muskeln, Sehnen, Bänder und Knochen. Jeder Somit ist über eine Nervenwurzel mit dem embryonalen Rückenmark verbunden.

Im Fall des Mesoderms spricht man von *primärer Segmentierung,* weil diese Segmentierung tatsächlich anatomisch stattfindet und auch Anstoß gibt für die Segmentierung anderer Strukturen. Von Bedeutung ist, dass die Nervenverbindungen mit dem Rückenmark während der weiteren embryonalen Entwicklung und nachher während des ganzen Lebens unverändert bleiben. Die segmentale Innervation ändert sich also nicht, obwohl die meisten Organe ihre anatomische Lage grundlegend verändern. Durch diese tiefgreifenden anatomischen Verschiebungen (rechts in Abb. 3.1) ist der ursprüngliche segmentale Aufbau beim Erwachsenen schwer nachzuvollziehen. Der anfänglich geordnete, „schichtweise" Aufbau des menschlichen Körpers ist allmählich weniger erkennbar und wird durch komplizierte und verwirrende anatomische Verhältnisse ersetzt. Zum Beispiel: Weil sich das Herz mit dem Aortenbogen während der embryonalen Entwicklung nach kaudal verlagert, wird der N. recurrens (Ast des N. vagus, der den Larynx innerviert) in einem Bogen nach kaudal gezogen. Dies führt zu einem unlogischen anatomischen Verlauf des Nervs: Der N. recurrens zweigt im Halsbereich vom N. vagus ab, verläuft nach kaudal bis zum Mediastinum, macht einen Bogen unterhalb des Aortenbogens und steigt wieder auf bis zum Halsbereich, wo er den Larynx innerviert: ein scheinbar unsinniger Verlauf, aber aus Sicht der Embryologie verständlich.

Nur thorakal (Rippen, Wirbel und Interkostalmuskeln) ist das Prinzip der „sich wiederholenden Segmente" noch deutlich sichtbar. Die Band-

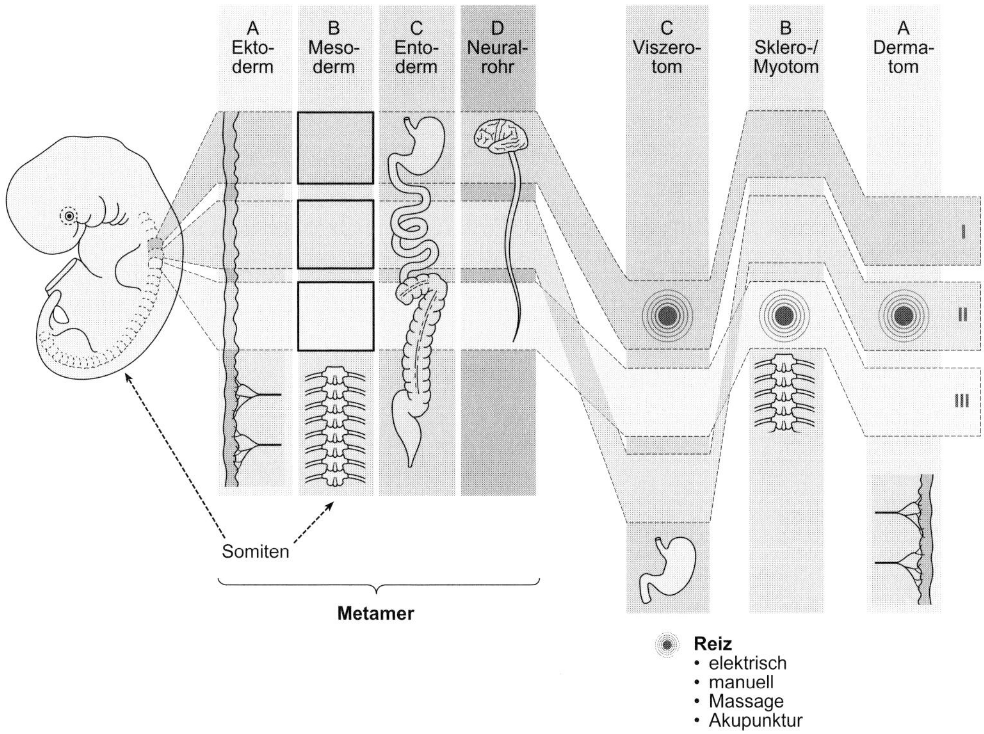

Abb. 3.1 Embryologische Entwicklung der Segmentierung.
Links: Embryo mit Somiten. Daneben: Aufbau des Segments (Metamer) aus einem Teil des Ektoderms, Mesoderms und Entoderms, primäre Segmentation (umrahmt). **Rechts**: anatomische Verschiebungen während der weiteren embryonalen Entwicklung. Die Verbindungen zum Nervensystem bleiben unverändert. Ein Reiz kann abhängig von der Tiefenwirkung (A, B oder C) auf unterschiedliche Segmente einwirken (I, II oder III).

scheibe stellt hier das Zentrum des eigentlichen Somiten dar; ein Wirbel entsteht also aus zwei aneinandergrenzenden Somiten.

Aus dem Mesoderm der Somiten entsteht schließlich

- ein Teil des *Dermatoms,* vor allem der tiefer liegenden Hautschichten;
- das *Myotom:* sämtliche Muskeln (eigentlich die motorischen Einheiten), die aus einer Vorderwurzel innerviert werden;
- das *Sklerotom:* Kapsel, Ligamente, Bindegewebsstrukturen und Knochen (im Zusammenhang mit Knochen spricht man vom *Osteotom*).

Beim embryonalen *Entoderm* (innere Organe) und *Ektoderm* (Haut) verhält es sich anders als beim Mesoderm. Von der Anlage her ist das Entoderm ein lang gezogenes, ununterbrochenes Rohr vom Mund bis zum Anus, das anatomisch nicht segmentiert ist. Eine Segmentierung entsteht erst dadurch, dass bestimmte Teile dieses Rohrs von bestimmten (d. h. in direkter Nähe liegenden) Nervenwurzeln innerviert werden. Man spricht in diesem Fall von *sekundärer Segmentierung*. Auch das Ektoderm, eine kontinuierliche „umhüllende“ Struktur, wird lediglich durch die Innervation sekundär segmentiert.

Aus Entoderm und Ektoderm entstehen dann entsprechend

- das *Viszerotom* (auch: Enterotom): alle Eingeweidestrukturen, die aus einer Rückenmarkswurzel innerviert werden.
- das *Dermatom:* das zu einer Rückenmarkswurzel gehörende Hautgebiet (in diesem Fall zur Hinterwurzel, da es nur die Sensibilität betrifft).

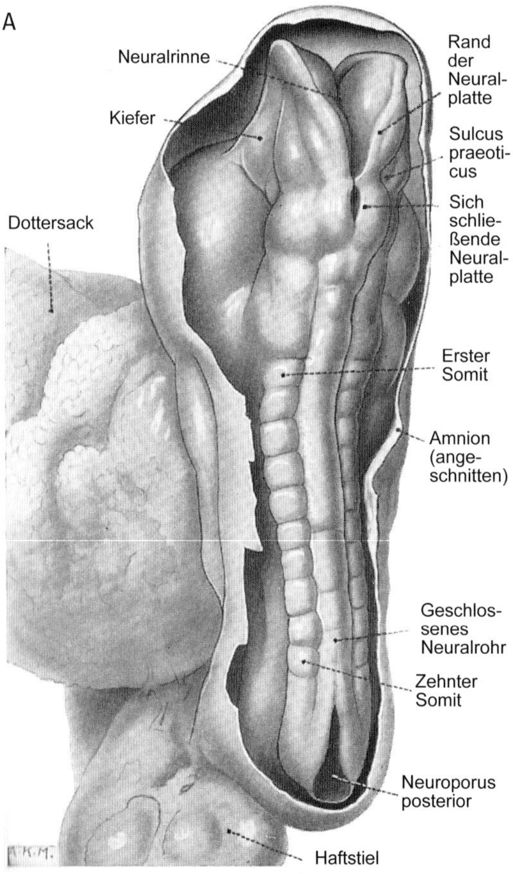

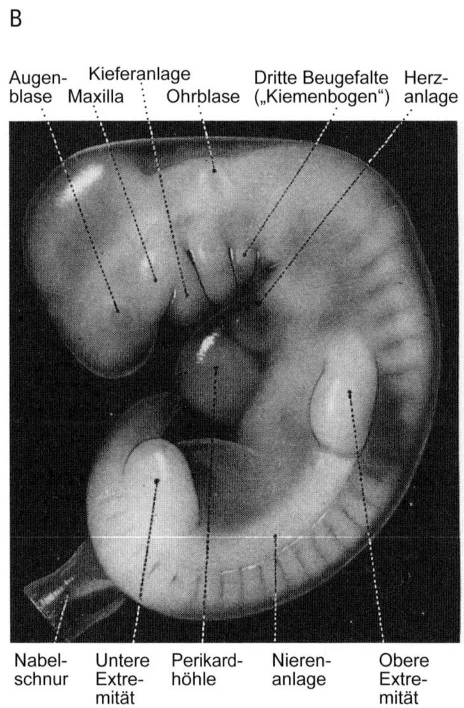

Abb. 3.2 Entstehung der Somiten. Beim Schluss des Neuralrohrs entstehen an beiden Seiten Somiten. Dieser Segmentierungsprozess setzt sich in kranialer und kaudaler Richtung fort. 23 Tage (A) und 32 Tage (B) alter Embryo, die Extremitätenknospen für Arme und Beine sind sichtbar (Hamilton et al., 1972).

3.2 Innervation

Komplizierend kommt hinzu, dass die inneren Organe nicht durch das somatische, sondern durch das autonome Nervensystem versorgt werden. Die segmentale Ordnung des autonomen Nervensystems ist wesentlich anders als die des somatischen Nervensystems (siehe Kap. 5). Zudem ist es eine „doppelte“ autonome Innervation: sowohl sympathisch als auch parasympathisch. Zur segmentalen Anordnung kann Folgendes festgehalten werden:

- Die *sympathische Innervation* erfolgt über die 15 Rückenmarkssegmente (C8–L2) und ist ursprünglich segmental angeordnet; es besteht aber eine sehr starke Überlappung zwischen den angrenzenden Innervationsbereichen.
- Die *parasympathische Innervation* über den N. vagus hat ihren Ursprung im Hirnstamm und ist nicht segmentiert (Brust- und Bauchorgane).
- Die sakrale Innervation der Beckenorgane über die *Nn. splanchnici pelvini* ist einigermaßen segmental angeordnet (aus S2–S5; Abb. 3.3).

Die Strukturen der Haut (Blutgefäße, Schweißdrüsen, Haare) sind nur sympathisch innerviert. Es handelt sich im Prinzip um eine segmentale Innervation, obwohl auch hier eine starke Überlappung besteht. Man könnte diese auch bezeichnen als

- das *Angiotom* (auch Vasotom): alle Blutgefäße, die aus einem Segment innerviert werden. Das Angiotom umfasst Blutgefäße sowohl der Eingeweide und des Bewegungsapparats als auch der Haut. Anatomisch kann dies auseinanderliegende Lokalisationen betreffen: Die Koronargefäße oder die Blutgefäße des Gesichts gehören zum Beispiel größtenteils zu denselben Segmenten (livid-rote Verfärbung der Wangen bei Mitralstenose).
- das *Sudotom:* alle Schweißdrüsen, die aus einem bestimmten Segment (sympathisch) innerviert werden („sudo“, lat. sudor, der Schweiß).
- das *Pilotom:* alle Haare, die aus einem bestimmten Segment (sympathisch) innerviert werden („pilo“, lat. pilus, das Haar).

Von großer Bedeutung für das Verständnis der segmentalen Phänomene ist die Tatsache, dass die sympathisch innervierten Strukturen eine wesentlich andere segmentale Innervation haben als die somatisch innervierten Körperbereiche. In den nächsten Kapiteln wird darauf eingegangen.

3.3 Verschiebungen

In Abbildung 3.1 ist dargestellt, wie sich Endo-, Meso- und Ektoderm im Lauf der Embryonalentwicklung gegeneinander verschieben. Manche Organe verlagern sich stark in kaudaler Richtung, andere weniger. Weil die Wirbelsäule ein stärkeres Längenwachstum hat als das Rückenmark, entsteht in kaudaler Richtung zunehmend eine *Diskrepanz* zwischen Rückenmarkssegment und zugehörendem Wirbel (s. Abb. 3.3). Wenn man von „L5" spricht ist es deshalb notwendig zu unterscheiden, ob das *Segment* L5 oder der *Wirbel* L5 gemeint ist (der Unterschied beträgt ca. 10 cm).
Vor allem die inneren Organe verschieben sich – wenn auch in unterschiedlichem Ausmaß – stark in kaudaler Richtung. Manche Bereiche des Magen-Darm-Trakts verlagern sich sogar wieder nach kranial (Colon ascendens und Colon transversum). Auch Dermatome verschieben sich im Verhältnis zu den entsprechenden segmentalen Myotomen, Sklerotomen und Osteotomen nach unten. Es scheint, als würden Haut und innere Organe aufgrund der aufrechten Haltung des Menschen durch die Schwerkraft nach unten gezogen.

Zusammenfassend können folgende Regeln festgehalten werden:

- Das Sklerotom liegt weiter kranial als das Dermatom, dieses wiederum weiter kranial als das Viszerotom.
- Ein Reiz, der an einer bestimmten Stelle gesetzt wird (z. B. im Bereich des Thorax), kann sich in verschiedenen Segmenten auswirken. Abbildung 3.1 zeigt ein Beispiel: Wird die Haut oberflächlich gereizt, dann betrifft es Segment II, werden tiefere Strukturen (Bindegewebe oder Periost) gereizt, dann betrifft dies Segment III. Reizt man über eine tiefer wirkende Technik innere Organe, dann könnte Segment I erreicht werden. Die gereizte Schicht (Dermatom, Myotom oder Viszerotom) bestimmt also, welches Rückenmarkssegment erreicht wird. Wenn durch eine noch tiefere Technik Organe gereizt werden, würde Segment I erreicht werden. Bei einem Reiz an einer Stelle bestimmt daher die Schicht, die stimuliert wird, welches Wirbelsäulensegment erreicht wird. Diese Tatsache erklärt möglicherweise, dass soviele verschiedene Stimulationstechniken existieren. Für Therapeuten ist es natürlich wichtig, das Prinzip zu kennen (z. B eine leichte oberflächliche Massage versus tiefe Technik; eine Nadel subkutan oder tief in den Muskel setzen).

Die oben beschriebenen Verschiebungsregeln sind grobe Anhaltspunkte und zeigen viele Variationen.

Durch die Verschiebungen verschwindet der anatomische Zusammenhang innerhalb eines Segments, *der funktionelle Zusammenhang über die Nervenbahnen bleibt jedoch lebenslang unverändert.*

> Trotz tiefgreifender anatomischer Verschiebungen während der Embryonalentwicklung besteht der segmentale Zusammenhang über die Nervenverbindungen unverändert weiter bis ins Alter.

Die Verhältnisse im Bereich von Herz, Perikard und Diaphragma sind ein gutes Beispiel für die Komplexität dieses Verschiebungsprozesses. Das Herz wird aus den Segmenten Th1–Th5 innerviert. Das weiter kaudal liegende Diaphragma wird durch die Nn. phrenici aus den Segmenten C2–C4 innerviert. Während des „Absinkprozesses" in der Embryonalentwicklung wird das Perikard sozusagen über das Herz gezogen. Das Herz liegt segmental betrachtet also unterhalb des Perikards und des Diaphragmas. Umgekehrt kann man sagen, dass ein langer, vertikaler Verlauf eines Nervs meist in Zusammenhang mit einem solchen „Absinkprozess" zu sehen ist (Nn. phrenici, N. vagus etc.).

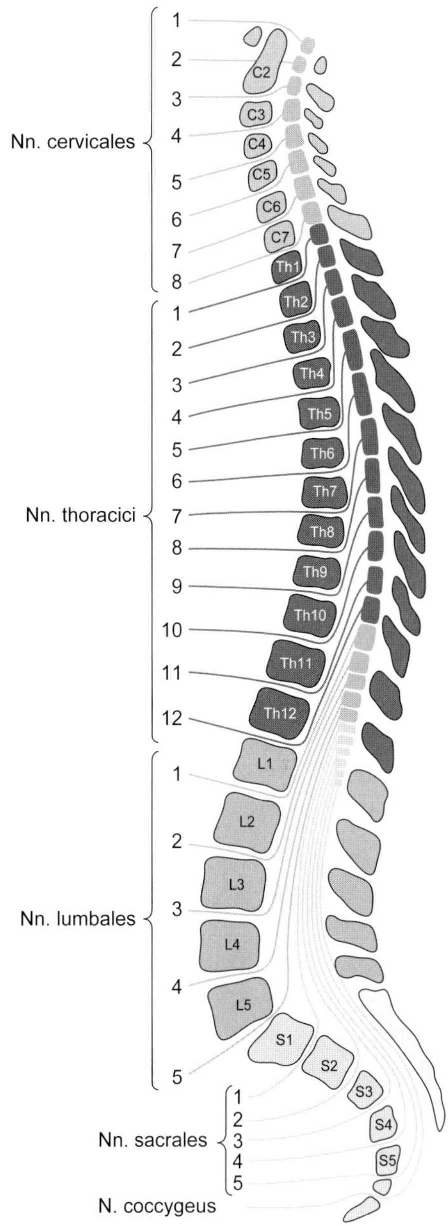

Abb. 3.3 Diskrepanz wischen Wirbel und Segmenten. Im unteren Teil der Wirbelsäule sind die Wirbel weit vom Segment entfernt.

3.4 Extremitäten

Ein anderes Beispiel für die Komplexität der Verhältnisse ist die Entstehung der Extremitäten, von Bolk bereits im Jahr 1910 beschrieben. Diese entstehen dadurch, dass ventrale Anteile von einigen Somiten nach distal „migrieren“. Deshalb fehlen an der ventralen Rumpfseite die Segmente C5–Th1. Das Dermatom C4 grenzt hier also an das Segment Th2. In Abbildung 3.4 ist dieser Migrationsprozess dargestellt. Der Plexus für die Innervation der Extremitäten entsteht deshalb aus den ventralen Ästen der Spinalnerven; die dorsalen Äste behalten ihren ursprünglichen Verlauf eher bei. Anhand der Dermatomkarten in 7 H. 4 kann man sehen, dass nicht alle Autoren dies auf die gleiche Weise angegeben haben. Vor allem über Verlauf und Reihenfolge der dorsalen Dermatome herrscht keine Einigkeit.

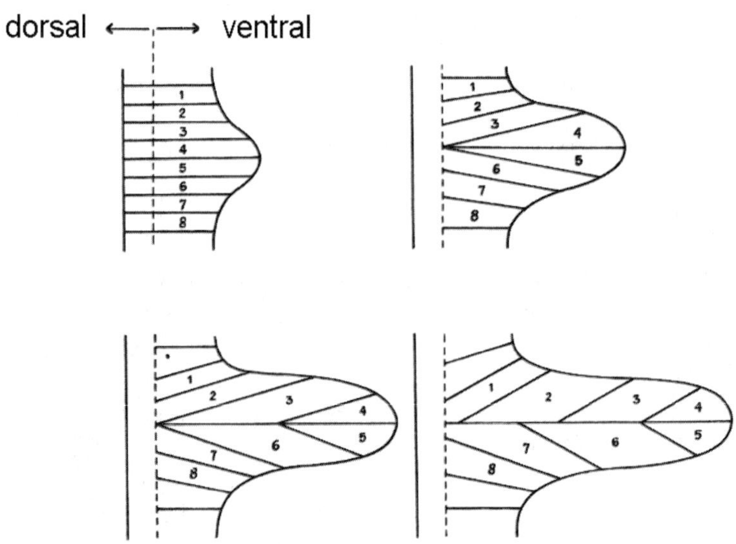

Abb. 3.4 Entstehung der Extremitäten. Ein Teil der Segmente wandert nach distal. An der ventralen Rumpfseite sind deshalb einige Segmente nicht vorhanden. Rechts unten ist zu sehen, wie die Axiallinie gebildet wird: Segment 2 grenzt an Segment 7, 3 an 6. Vergleiche Dermatomkarten in Abb. 4.1–4.17 (Bolk, 1910/1985).

Der menschliche Körper in Dermatomen, Myotomen und Sklerotomen

4

Zusammenfassung
Der segmentale Aufbau unseres Körpers manifestiert sich in der Form spezifischer Innervationsmuster an der Haut und am Bewegungsapparat: Dermatom (Haut), Myotom (Muskeln) und Sklerotom (Knochen und Bänder). Mittels Dermatomkarten und Myotomtabellen kann man feststellen, welches Segment betroffen ist (durch Aktivierung oder Läsion) bei einem bestimmten lokalisierten Symptom (z. B. Schmerz oder Muskelatrophie). Es ist verwunderlich, dass viele, von der Anordnung her sehr unterschiedliche Dermatomkarten im Umlauf sind: in diesem Kapitel werden die gebräuchlichsten Karten gezeigt. Besprochen wird, worauf die Unterschiede zurückgeführt werden können.

4

4.1 Dermatomkarten – warum gibt es Unterschiede?

In diesem Kapitel werden „Segmentkarten" des menschlichen Körpers sowie einige Myotomtabellen vorgestellt. Es sind viele Dermatomkarten im Umlauf; deshalb werden hier einige miteinander verglichen.
Die Karten können in drei Kategorien eingeteilt werden:

- Dermatomkarten als Hilfsmittel und zur Gedächtnisstütze bei der Dermatomzuordnung;
- Dermatomkarten in viel verwendeten Lehrbüchern anerkannter Autoritäten;
- Dermatomkarten, die spezielle Aspekte beleuchten.

Beim Studium der Dermatomkarten können folgende Aspekte beachtet werden:

- Welche menschliche Körperhaltung verwendet der Autor und welche Vor- und Nachteile hat die Darstellung?
- Wie groß ist der „Sprung" (auch: „Hiatus" genannt) zwischen den Dermatomen an der ventralen Rumpfseite?
- Gibt es diesen „Sprung" auch dorsal oder folgen die Dermatome am Rücken genau nacheinander?
- Verlaufen die Dermatome an den Extremitäten parallel oder V-förmig?
- Welchen Verlauf haben die Dermatome am Rumpf im Vergleich zur Transversalebene?
- Wie werden die seitlichen Dermatome dargestellt (lateraler Knick)?
- Inwiefern sind Überlappungen zwischen Dermatomen angegeben?
- Wie sind die Dermatome des Gesichts dargestellt?
- Sind Genitalien abgebildet? Wenn ja: Welche Segmentierung ist angegeben?

Überraschend sind die großen Unterschiede zwischen den Dermatomkarten, die im Gebrauch sind. Diese können auf mehrere Faktoren zurückgeführt werden:

- Die Autoren vertreten eine unterschiedliche Meinung.
- Das Ausmaß der Schematisierung/Vereinfachung der Karten ist von Autor zu Autor unterschiedlich.
- Die Karten und Tabellen basieren auf unterschiedlichen Angaben, beispielsweise auf klinischen Angaben (z. B. Herpes zoster) oder auf

experimentell physiologischen Angaben (z. B. Nervenwurzelreizung oder -durchtrennung).

- Die Dermatomkarten basieren auf individuellen Befunden (einzelner Personen) oder Experimenten, oder bilden eine Art „Durchschnitt“ aus größeren Gruppen.
- Basieren die Karten auf Untersuchungen, die sich auf Tastbefunde oder Schmerzangaben beziehen? Es ist bekannt, dass die Ausbreitungsgebiete von Tastbefunden und Schmerzangaben variieren.
- Die segmentale Innervation kann individuell stark variieren. Die angezeigte Anordnung ist eine Art Durchschnitt; die „absolut richtige“ Dermatomkarte existiert daher nicht!
- Es gibt eine große Überlappung zwischen den Segmenten. Zu einem Organ gehören immer mehrere Segmente, zu einem Segment gehören immer mehrere Organe. Die Überlappung der Dermatome ist außerdem abhängig von der Lokalisation am Körper. An den Extremitäten ist die Überlappung am größten (mehr als 50 %). Die Angaben über Ausmaß der Überlappung in den Dermatomkarten sind sehr variabel.
- Die Größe eines Dermatoms oder Viszerotoms kann sich ändern durch sog. „Sprouting“-Prozesse (d. h. Verzweigung und Sprossung von Nervenendigungen). Diese Prozesse entstehen z. B. nach peripheren Nervenläsionen, Nervenwurzel- und Rückenmarksverletzungen und könnten auch Folge von Operationen, Krankheiten oder wissenschaftlichen Experimenten sein. Dieser Effekt kann zu individuellen Unterschieden beitragen, ist aber an sich kein Grund für unterschiedliche Dermatomkarten.
- Segmentale Aktivität kann sich im Rückenmark longitudinal über mehrere Segmente ausbreiten. Auftretende Phänomene (z. B. Schmerzen, Hypertonie, Vasokonstriktion) können sich dadurch außerhalb der Segmentbegrenzung ausdehnen, sodass der spezifische segmentale Charakter verloren geht. Dies kann natürlich Verwirrung verursachen.

Zu guter Letzt: Man kann sich nicht des Eindrucks erwehren, dass hier auch einfach Nachlässigkeit im Spiel ist. Nach Henry Head (um 1900) wurde kaum eine Forschung in Hinblick auf Dermatome durchgeführt. Das wissenschaftliche Interesse an segmentaler Innervation ist seither praktisch Null. Fast niemand hat sich damit befasst oder hat eine Meinung dazu. Autoren (selbst renommierte) übernehmen Dermatomkarten einschließlich ihrer Fehler und Eigenheiten klaglos und unkritisch. Sie finden das Ergebnis auf den folgenden Seiten. Jeder Karte wurde ein kurzer Kommentar hinzugefügt.

4

4.2 Dermatomkarten

Gedächtnisstütze 1 (Abb. 4.1)

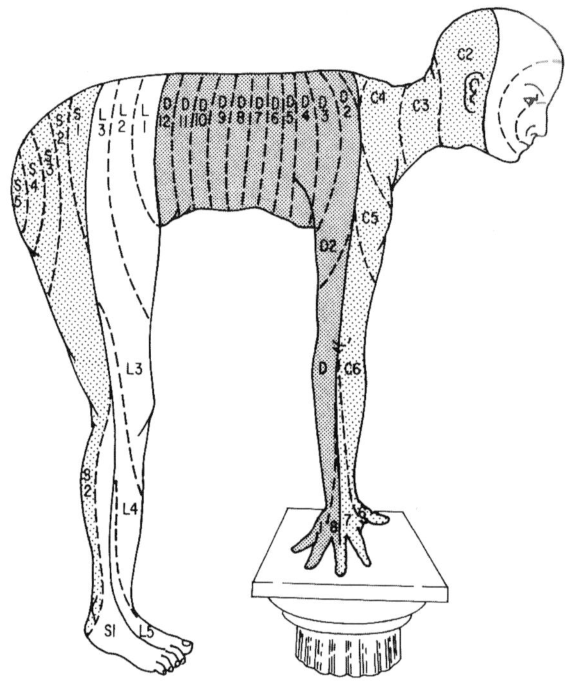

Abb. 4.1 Dermatomkarte nach Adams und Victor (1993).
Abkürzungen: C = zervikal, D = dorsal (thorakal), L = lumbal, S = sakral

„Hundestellung" des Menschen mit dem Daumen nach vorne. Pauschal kann man den Körper dann von Nase zu Rute/Anus in vertikale Scheiben schneiden, die ungefähr mit den Dermatomen übereinstimmen. Man achte auf die konzentrischen Ringe im Gesicht (die nicht übereinstimmen mit den drei Versorgungsästen der Trigeminusäste). Die Abbildung lässt deutlich werden, dass die segmentale Ordnung nicht übereinstimmt mit der anatomischen Lage: Der Daumen liegt segmental höher als der kleine Finger, der große Zeh höher als der kleine Zeh; der Fuß liegt segmental höher als die Pobacken und der Anus, die Wade liegt segmental niedriger als der große Zeh.

Gedächtnisstütze 2 (Abb. 4.2)

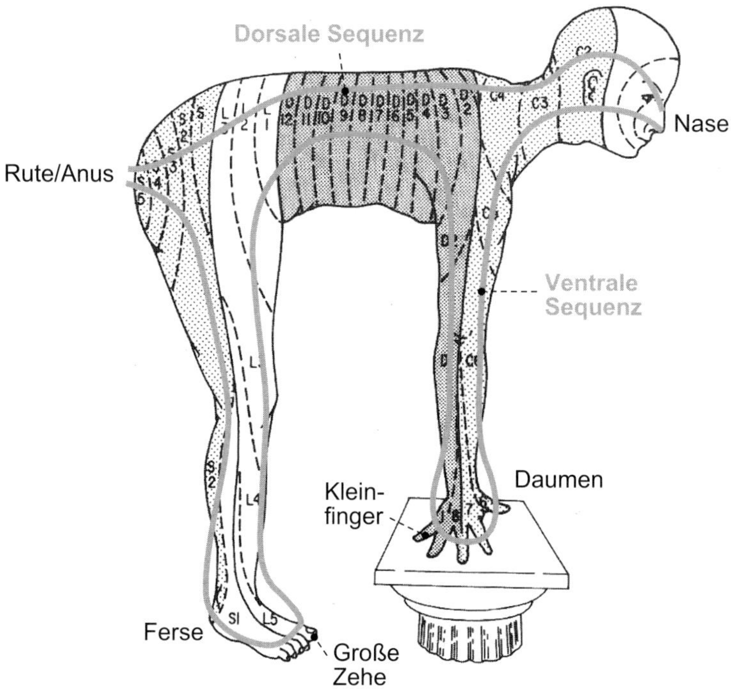

Abb. 4.2 Dermatomkarte nach Adams und Victor (1993).

Die Dermatome folgen einer Linie von der Nase zu der Rute/Anus. Die ventrale Linie verläuft von der „Schnauze" über die Vorderseite des Arms zum Daumen; weiter über den kleinen Finger und die Rückseite des Arms zurück zum Rumpf. Über die Vorderseite des Beins zu großem Zeh und über den kleinen Zeh und die Rückseite des Beins zu den Pobacken bzw. Anus/Rute. Auch hier ist die Diskrepanz zwischen segmentalen und anatomischen Lokalisationen gut zu sehen: der Fuß liegt segmental höher als die Pobacken, der Daumen liegt höher als die Achsel. An der ventralen Seite des Körpers sieht man dadurch zwei Dermatomlücken: von C5 bis einschließlich T1, und von L2 bis einschließlich S1.

Die Extremitäten entstehen aus dem *ventralen* Teil der Somiten. Die dorsale Sequenz zeigt somit keine Lücken und bildet eine kontinuierliche Abfolge von Dermatomen. Wenn man beispielsweise die Empfindlichkeit der Haut am Rücken untersucht, werden alle Segmente von oben nach unten angetroffen. Auf der ventralen Seite muss man sich bewusst sein, dass Segmente fehlen, wenn man nur den Rumpf untersucht.

Gedächtnisstütze 3 (Abb. 4.3)

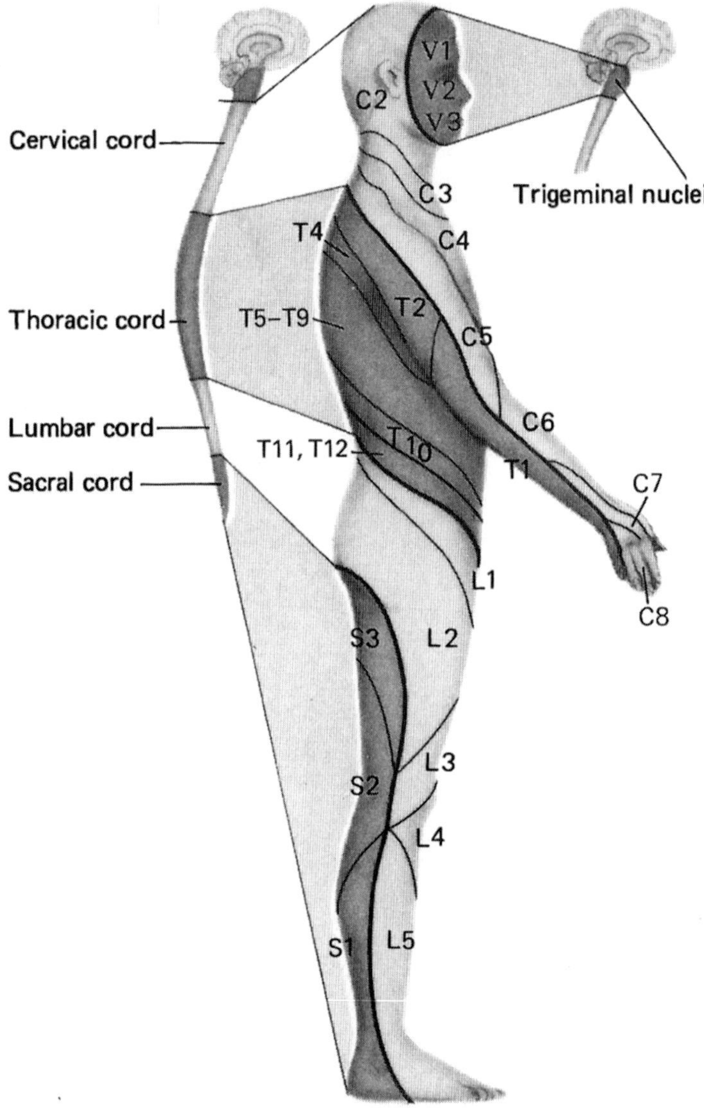

Abb. 4.3 Dermatomkarte nach Zimmermann (1978; in: Kandel und Schwartz, 1981).

Auch in dieser Haltung sind die Daumen nach vorne gerichtet. Von einer gedachten Achse von den Schultern aus rotieren die Dermatome von zervikal nach sakral von Hals/Vorderseite des Arms zur Rückseite des Beins. Die Vorderseite des Unterschenkels (L5) liegt segmental höher als die Rückseite des Oberschenkels (S3). In diesem Bild wird suggeriert, dass die drei Trigeminusäste die Dermatome des Gesichts bilden (was wahrscheinlich nicht korrekt ist). Auf Arm und Bein sind die sog. Axiallinien deutlich sichtbar angegeben: C5 grenzt an T2, L2 grenzt an S3.

Gedächtnisstütze 4 (Abb. 4.4)

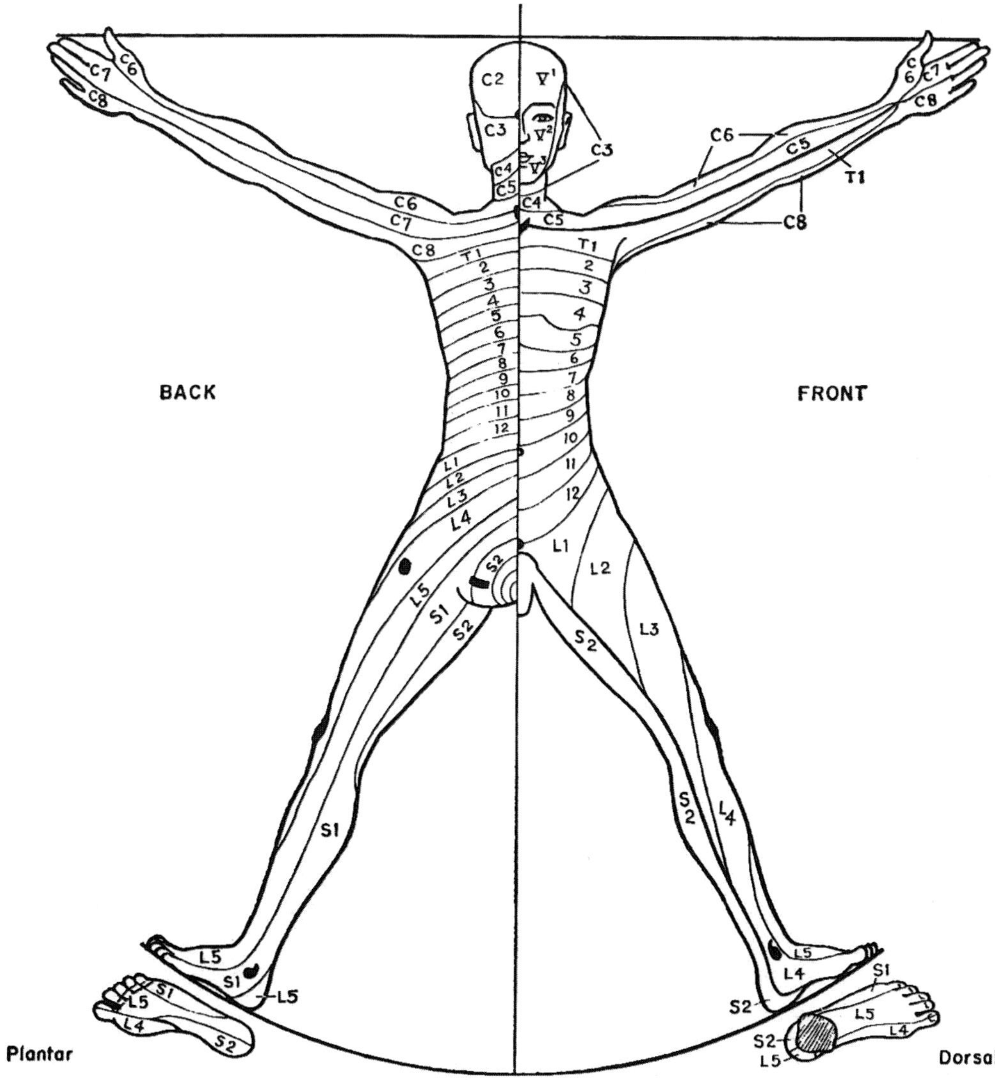

Abb. 4.4 Dermatomkarte nach Keegan und Garret (in Collins, 1962).

Bei dieser Körperhaltung sind die Daumen nach oben gerichtet. Die dorsale Seite ist auf der linken Seite der Figur, die zentrale Seite rechts. Die Lücke zwischen C5 nach T1 in Höhe des Plexus brachialis kann deutlich in der Vorderansicht gesehen werden. Dorsal besteht keine Lücke. Der auf die Gliedmaßen verlängerte Verlauf der Dermatome ist (über-)deutlich angegeben. Segment L5 kann am Fuß, am Knie und in Höhe des Beckens nachverfolgt werden. Obwohl die Karte stark schematisiert, ist sie sehr aufschlussreich.

Gedächtnisstütze 5 (Abb. 4.5)

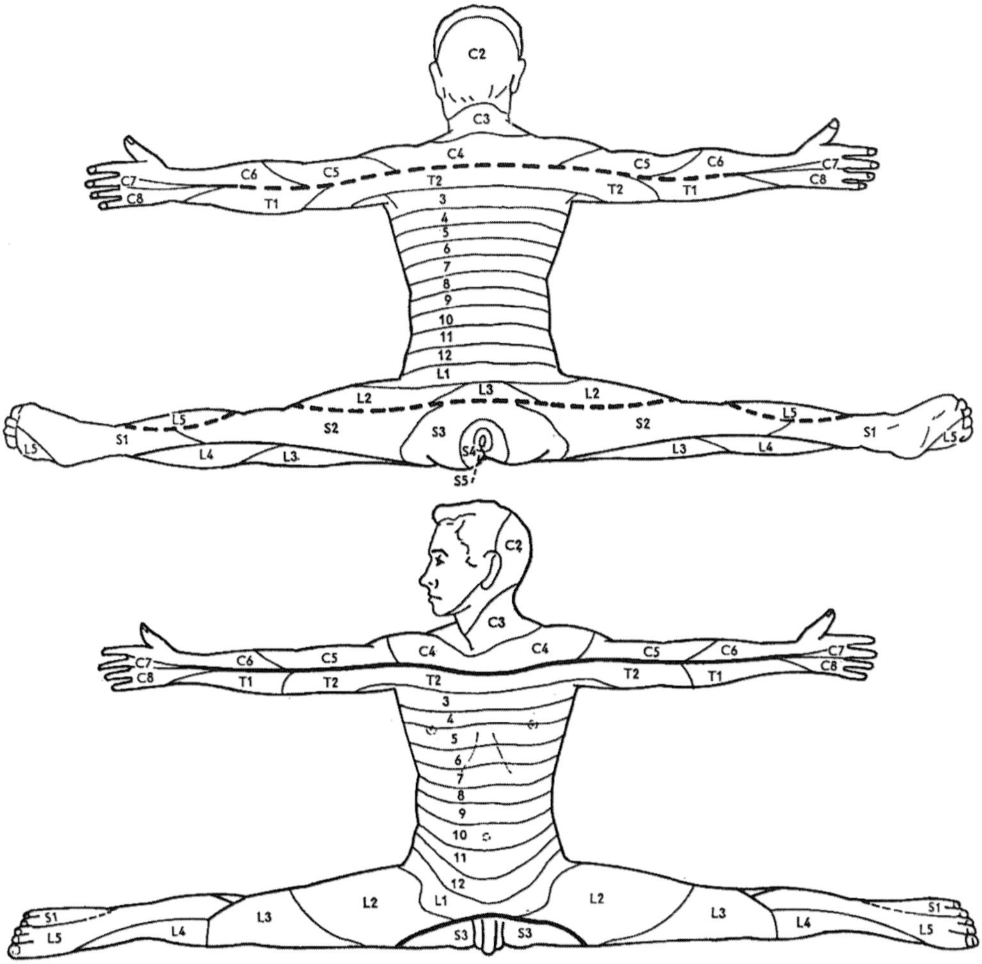

Abb. 4.5 Dermatomkarte nach Haymaker und Woodhall (in Hansen und Schliack, 1962, und Kuks et al., 2003).

Diese etwas unbequeme Körperhaltung zeigt, dass die Extremitätensegmente nach distal migriert sind (Abb. 3.4 Bolk): Segmente C5 bis T1 im Arm, Segmente L2 bis S1 am Bein. Die Lücken sind sowohl ventral als auch dorsal angedeutet. Nach dieser Karte wären die Extremitäten also auch aus dem dorsalen Teil des Somiten entstanden, was embryologisch wahrscheinlich falsch ist.

4.3 Dermatomkarten in bekannten Nachschlagewerken

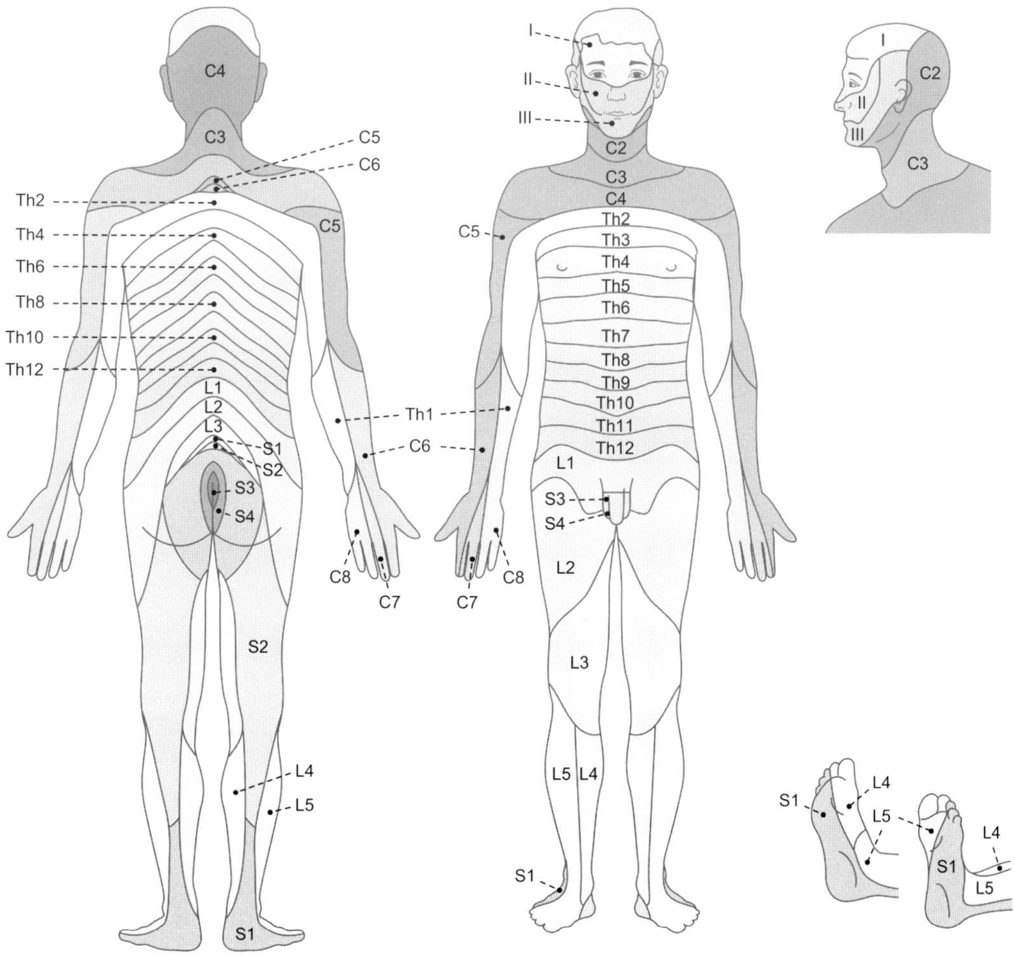

Abb. 4.6 Dermatomkarten nach Kandel (2000).

Das Buch *Principles of Neural Science* von Kandel et al. ist eines der am häufigsten verwendeten Nachschlagewerke für der Neurowissenschaft. Auffallend an dieser Karte (Abb. 4.6) ist die starke Schematisierung: Alles ist glatt und begradigt. Die Lücke auf der dorsalen Seite fehlt: absichtlich oder willkürlich? Hodensack und Penis liegen in den Segmenten S2 bis S4.

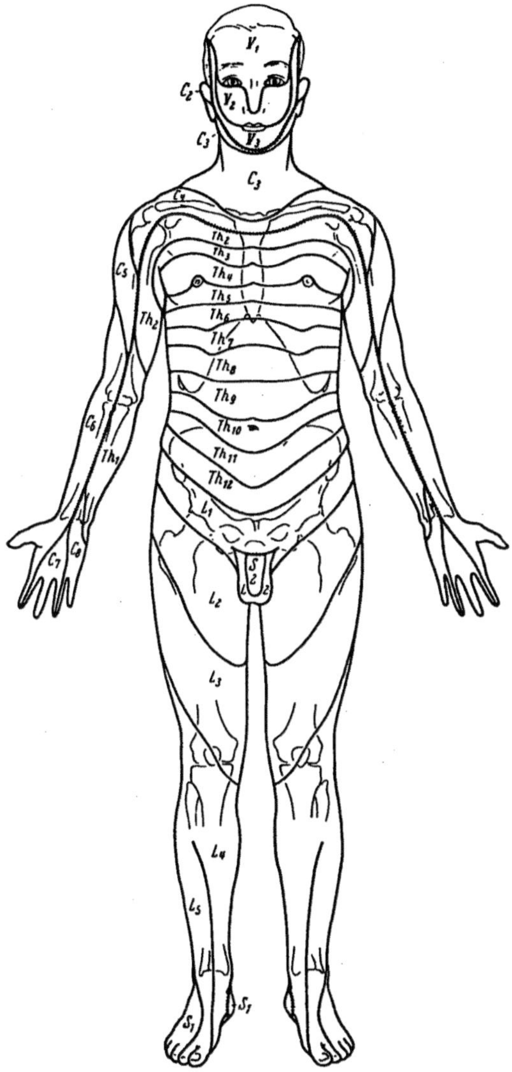

Abb. 4.7 Dermatomkarten nach Hansen und Schliack (1962).

Das Buch „Segmentale Innervation“ von Hansen und Schliack (1962) ist ein einzigartiges Werk in der spärlichen Literatur zu segmentalen Phänomenen. Sie vergleichen auch viele Dermatomkarten und präsentieren diese Karten, in denen ihre Ergebnisse verarbeitet wurden (Abb. 4.7). Diese Karten sind weit verbreitet und in vielen neurologischen Standardwerken enthalten. Auffallend ist der dorsolaterale Knick: die Grenze zwischen den Bereichen der dorsalen und lateralen Zweige der Spinalnerven. Die Lücke

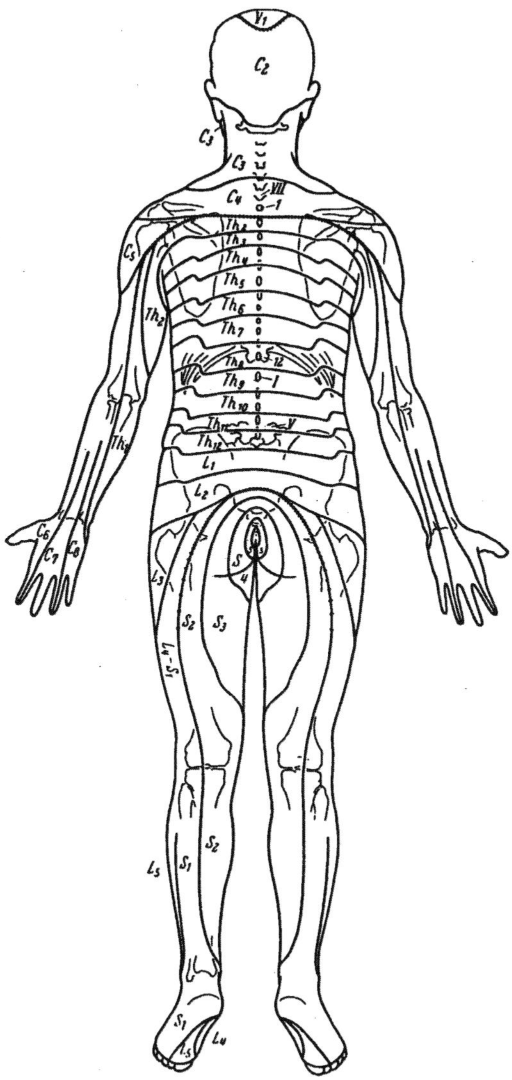

ist sowohl ventral als dorsal angedeutet; die Frage ist, ob das embryologisch korrekt ist. Für den Hodensack ist hier L2, für den Penis S2 angegeben. Es ist in der Tat so, dass der Hoden embryonal einen relativ hohen Ursprung hat und im Lauf der Entwicklung sinkt. L2 könnte daher für den Hoden gelten, aber wahrscheinlich nicht für die Haut des Hodensacks. Es fällt auf, dass einige Grenzlinien am Unterschenkel und Unterarm einfach aufhören. Absicht oder Fehler?

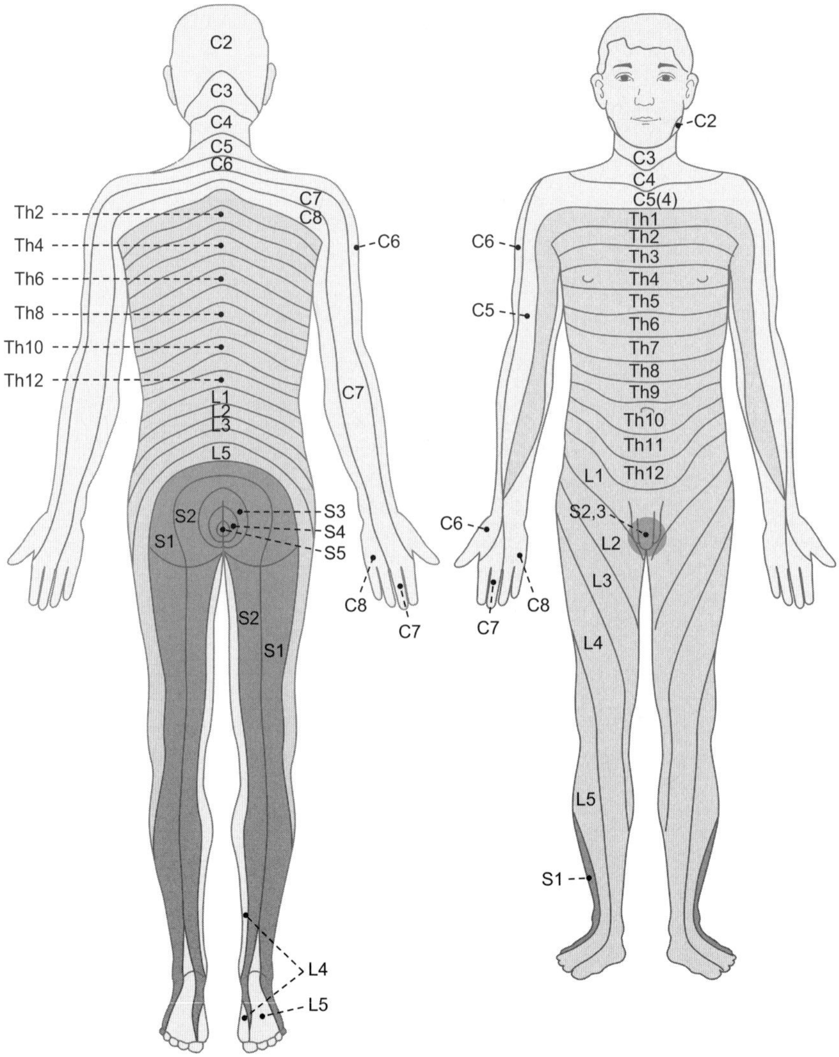

Abb. 4.8 Dermatomkarten nach Netter (1994).

Die Anatomie-Atlanten von Frank Netter sind berühmt (ursprünglich Ciba-Atlas, 1977) und immer noch weit verbreitet (bei Studenten und auch bei Dozenten, die sie in ihren Präsentationen verwenden). Netter war ein medizinischer Zeichner und prüfte die Motive gründlich, bevor er zu zeichnen begann. Diese Karten (Abb. 4.8) sind ebenfalls stark schematisiert. Der verlängerte Verlauf der Dermatome ist betont. Die Lücke ist nur an der Vorderseite betont dargestellt. Die Genitalien liegen im Bereich von S2/S3.

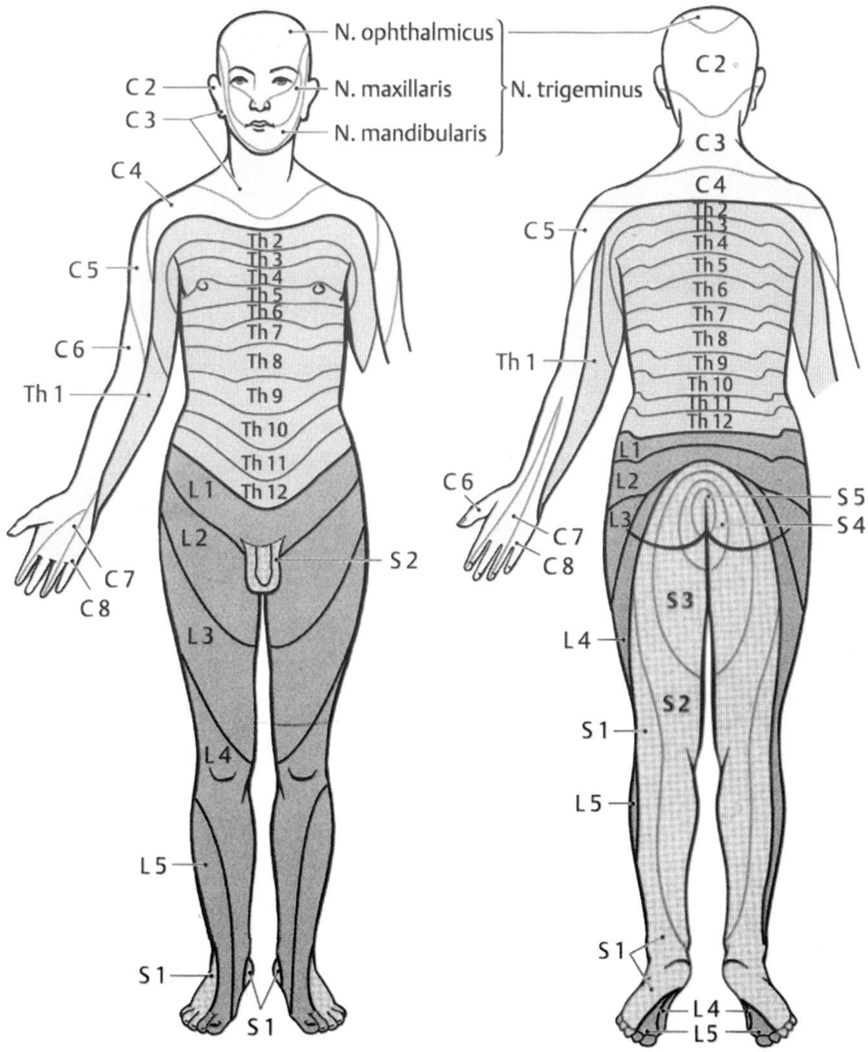

Abb. 4.9 Dermatomkarten nach Kahle (2009).

Die Dermatomkarten (Abb. 4.9) sind in diesem weit verbreiteten und ausgezeichneten Anatomieatlas enthalten und basieren auf Hansen und Schliack. Die Lücke wird dorsal und ventral angezeigt. Die segmentale Innervation der Genitalien ist im Dunkeln gelassen.

4.4 Dermatomkarten mit speziellen Aspekten

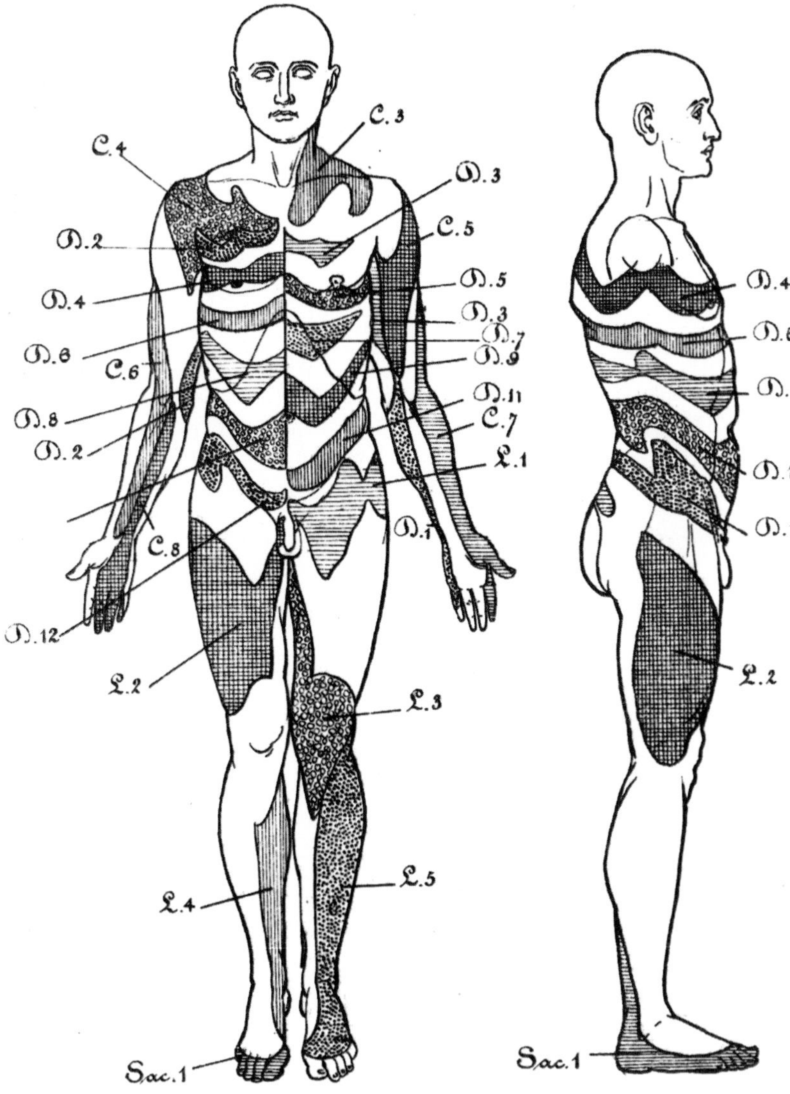

Abb. 4.10 Originaldermatomkarten von Head, festgehalten auf der Basis von Herpes-zoster-Eruptionen (Head, in Moll van Charante 1900). (Arme in der lateralen Darstellung weggelassen).

Abbildung 4.10 zeigt die ursprünglichen Dermatomkarten von Henry Head, die auf seiner Analyse der Symptome bei Herpes zoster basieren (Abb. 4.10). Es fällt die unregelmäßige Form der Dermatome auf: keine Schematisierung! Der Knick in der Dermis dorsal und lateral zeigt, dass die Innervationsbereiche des dorsalen, lateralen und ventralen

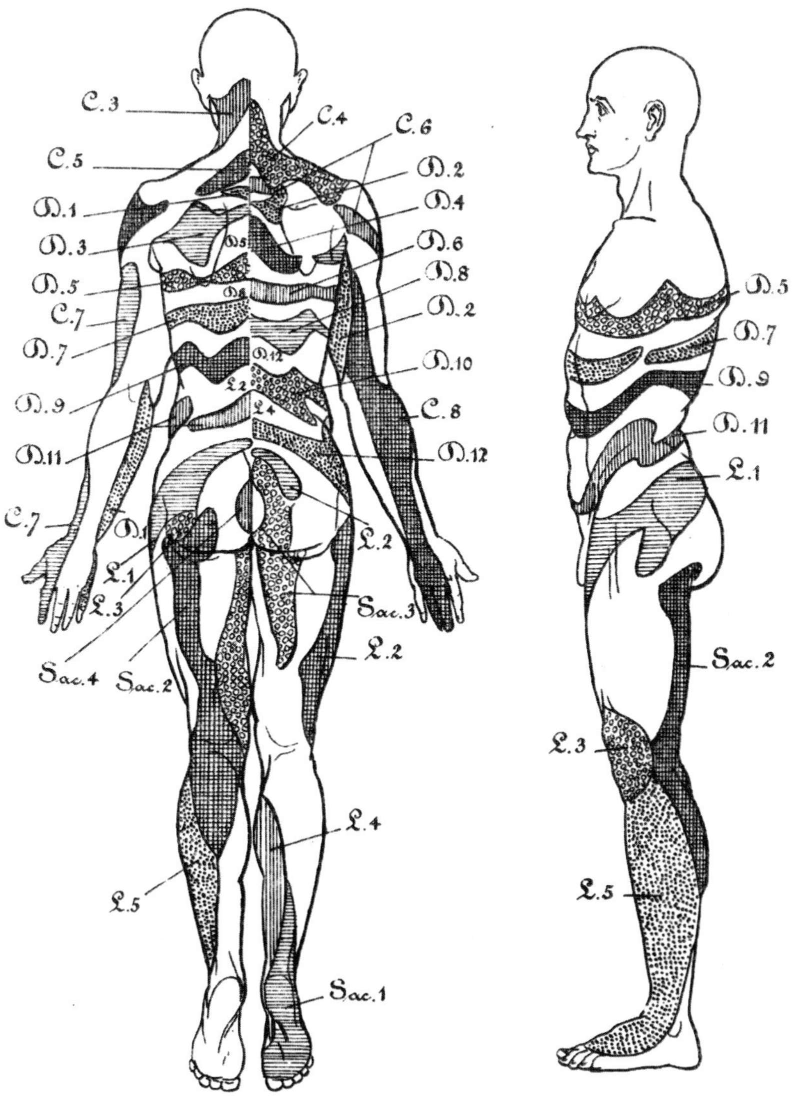

Asts der Spinalnerven gegeneinander verschoben sind: wahrscheinlich eine Tatsache, die seitdem immer wieder „geglättet“ dargestellt ist. Die Dermatome mit geraden und ungeraden Zahlen sind im Bild unterschiedlich dargestellt.

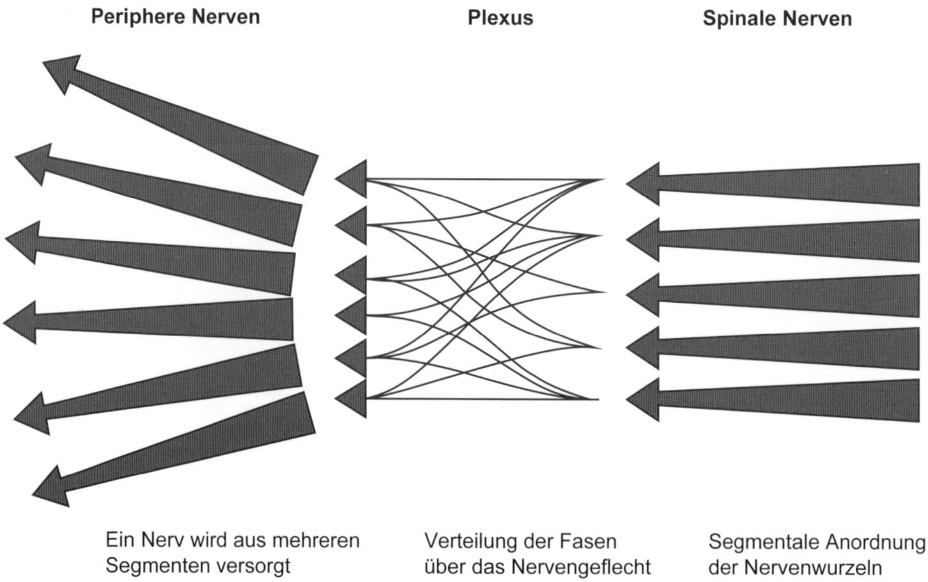

Abb. 4.11 Plexusbildung: Fasern aus mehreren Wurzeln werden über ein Geflecht (Plexus) zu peripheren Nerven.

In den Abbildungen 4.11 und 4.12 wird der Unterschied zwischen Dermatomen und peripheren Innervationsgebieten dargestellt. In der Regel enthält jeder Nerv Elemente aus mehreren Wurzeln. Ein peripherer Nervenbereich enthält somit Teile von mehreren Dermatomen, während ein Dermatombereich von mehreren peripheren Nerven versorgt wird. Am Rumpf stimmen Dermatom und peripheres Nervengebiet überein (Nn. intercostales), an den Extremitäten ist der Unterschied zwischen Dermatom und peripherem Nervengebiet jedoch groß. Beispiel: der Innervationsbereich des N. cutaneus femoris lateralis (Nr. 22) erstreckt sich über die Dermome L1, L2 und L3.

Am Rumpf setzt sich der Spinalnerv in den Nn. intercostales fort. Jeder Spinalnerv hat einen dorsalen, lateralen und ventralen Ast (Abb. 4.13–4.16).

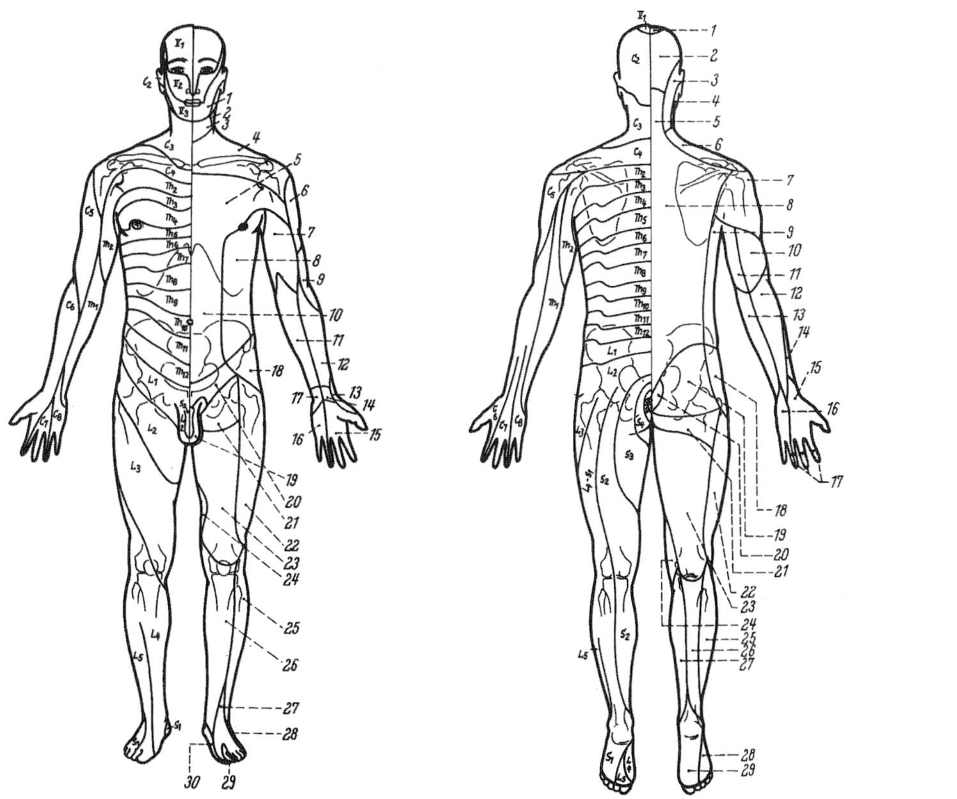

a

1 N. trigeminus
2 N. auricularis magnus
3 N. transversus colli
4 Nn. supraclaviculares
5 Rr. cutanei anteriores nn. inter-costalium
6 N. cutaneus brachii lateralis superior
7 N. cutaneus brachii medialis
8 Rr. mammarii laterales nn. intercostalium
9 N. cutaneus antebrachii posterior
10 Rr. cutanei anteriores nn. inter-costalium
11 N. cutaneus antebrachii medialis
12 N. cutaneus antebrachii lateralis
13 R. superficialis n. radialis
14 R. palmaris n. mediani
15 N. medianus
16 Nn. digitales palmares communes
17 R. palmaris n. ulnaris
18 N. iliohypogastricus (R. cutaneus lateralis)
19 N. ilioinguinalis (Nn. scrotales anteriores)
20 N. iliohypogastricus (R. cutaneus anterior)
21 N. genitofemoralis (R. femoralis)
22 N. cutaneus femoris lateralis
23 N. femoralis (Rr. cutanei anteriores)
24 N. obturatorius (R. cutaneus)
25 N. cutaneus surae
26 N. saphenus
27 N. peronaeus superficialis
28 N. suralis
29 N. peronaeus profundus
30 N. tibialis (Rr. calcanei)

b

1 N. frontalis (V1)
2 N. occipitalis major
3 N. occipitalis minor
4 N. auricularis magnus
5 Rr. dorsales nn. cervicales
6 Nn. supraclaviculares
7 N. cutaneus brachii lateralis superior
8 Rr. dorsales nn. spinalium cervicalium, thoracalium, lumbalium
9 Rr. cutanei laterales nn. intercostalium
10 N. cutaneus brachii posterior
11 N. cutaneus brachii medialis
12 N. cutaneus antebrachii lateralis posterior
13 N. cutaneus antebrachii medialis
14 N. cutaneus antebrachii lateralis
15 R. superficialis n. radialis
16 R. dorsalis n. ulnaris
17 N. medianus
18 N. iliohypogastricus (R. cutaneus lateralis)
19 Nn. clunium superiores
20 Nn. clunium medii
21 Nn. clunium inferiores
22 N. cutaneus femoris lateralis
23 N. cutaneus femoris posterior
24 N. obturatorius (R. cutaneus)
25 N. cutaneus surae lateralis
26 N. suralis
27 N. saphenus
28 N. plantaris lateralis
29 N. plantaris medialis

Abb. 4.12 Dermatomkarten nach Mumenthaler und Schliack (1977).

4

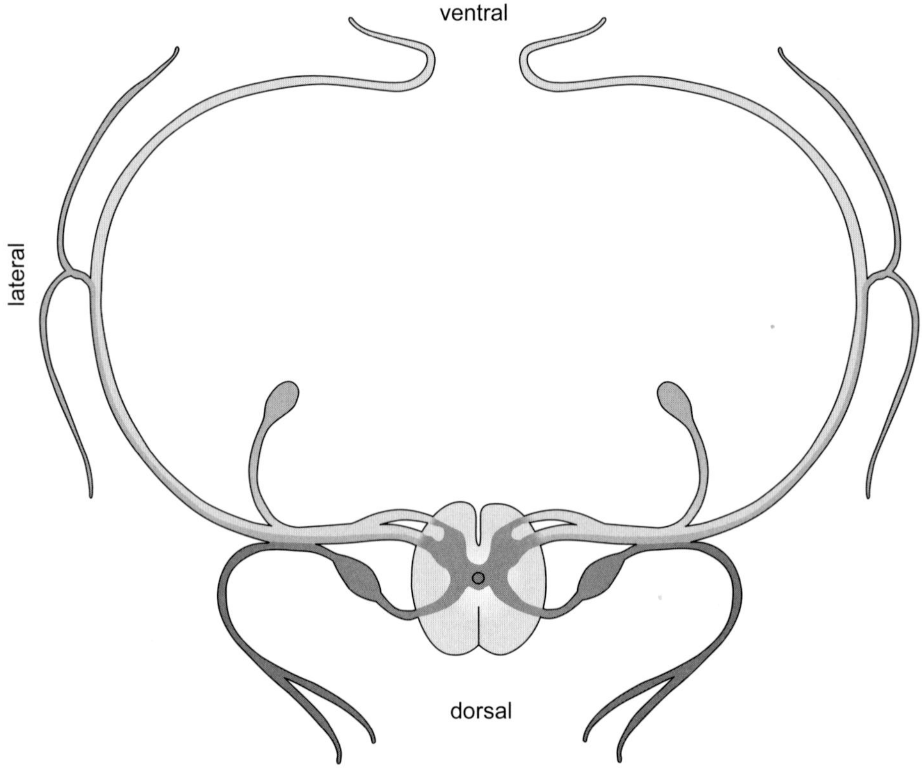

Abb. 4.13 Jeder Spinalnerv hat einen dorsalen, lateralen und ventralen Ast (Wancura-Kampik 2010).

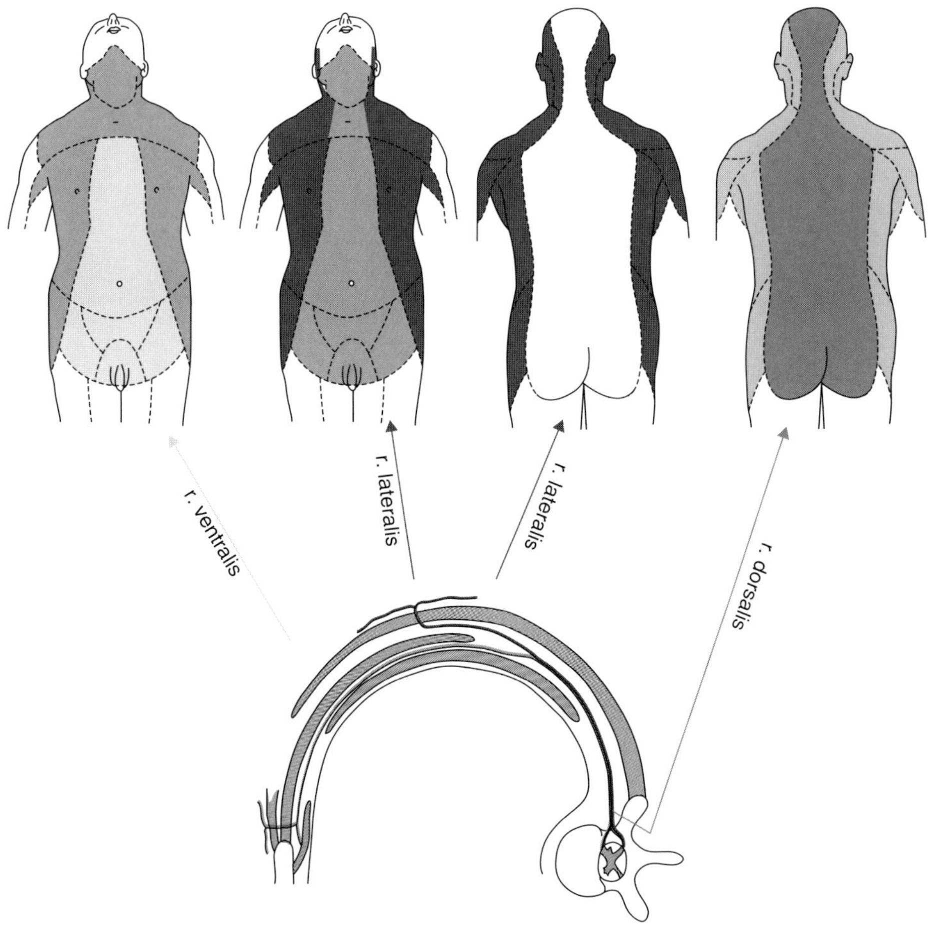

Abb. 4.14 Innervationsgebiete der dorsalen, lateralen und ventralen Äste. Im Bereich der Grenzen zwischen diesen Innervationsgebieten zeigen die Dermatome oft einen Knick (Wancura-Kampik 2010).

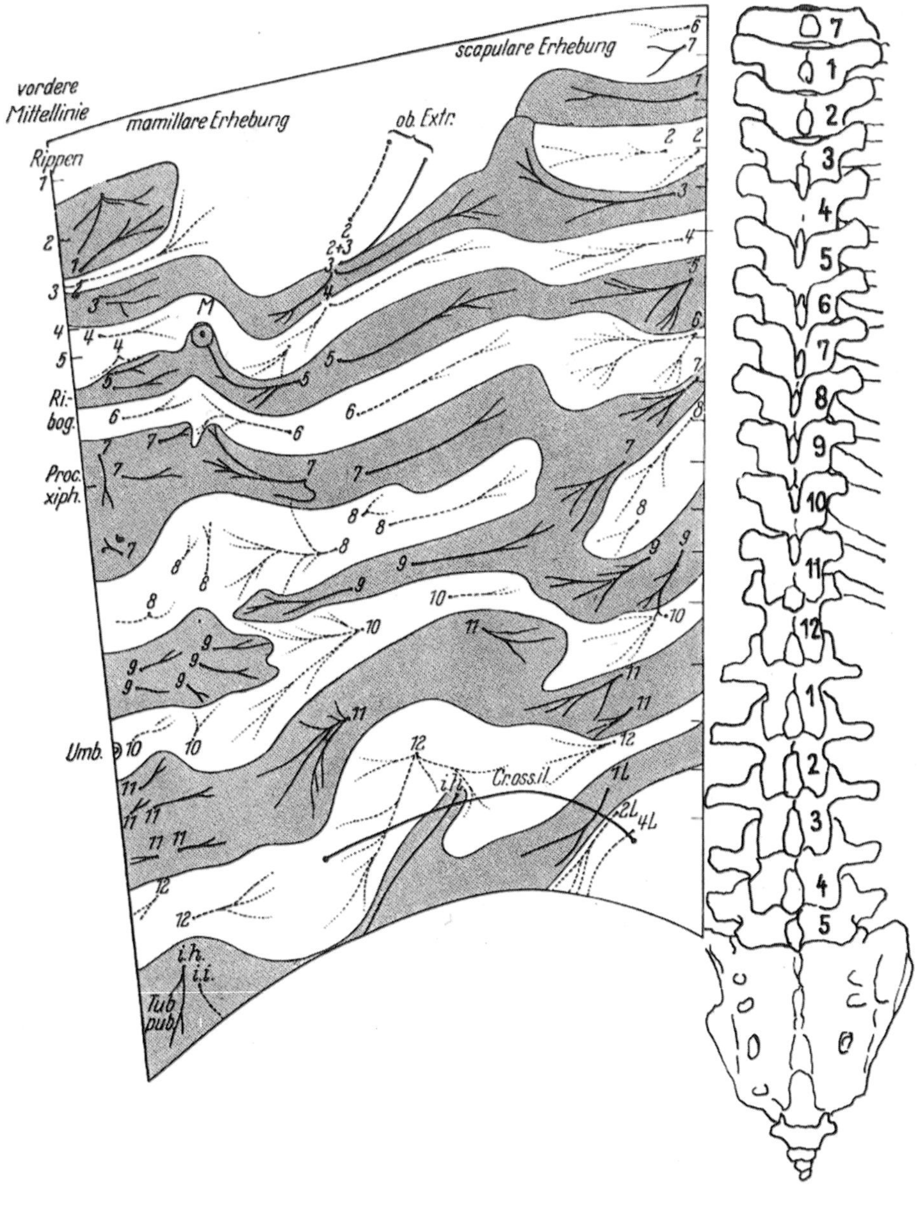

Abb. 4.15 Dermatomkarte nach Braus-Elze in Kunert (1975).
Detaillierte Darstellung der Innervationsbereiche der dorsalen, lateralen und ventralen Äste der Spinalnerven am Rumpf. Links: Mitte der ventralen Seite des Rumpfes (o. A. Sternum). Rechts: Wirbelsäule. Die Form der Innervationsbereiche ist komplex. Diese „Schleifen" und „Knicke" sind in den meisten Dermatomkarten geglättet.

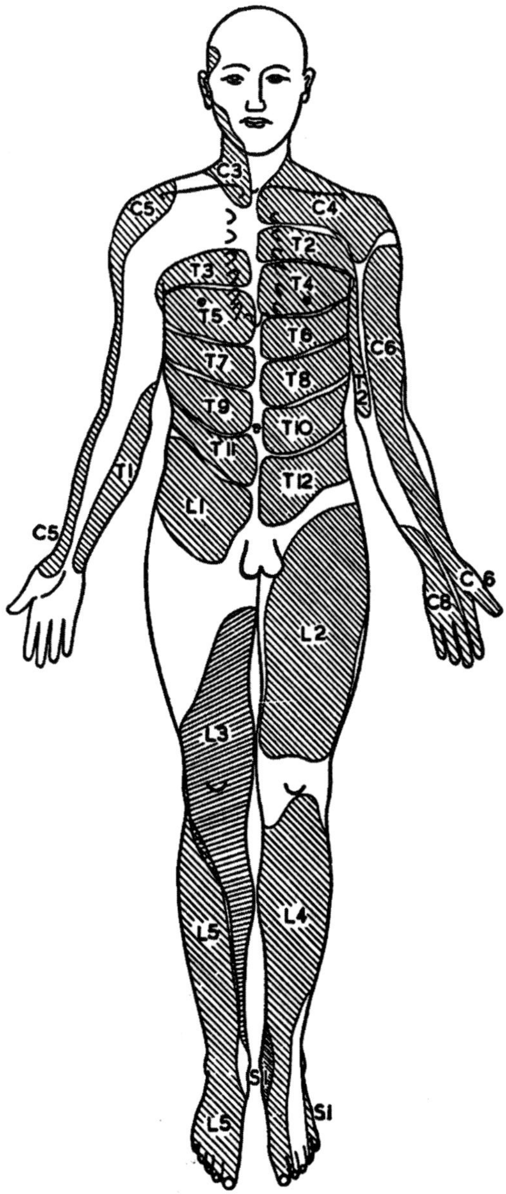

Abb. 4.16 Der menschliche Körper in Dermatomen nach Foerster und Lewis (1942, in: Ruch 1979). Die Überlappung wird durch die geraden und ungeraden Zahlen auf der linken und rechten Seite des Körpers angezeigt.

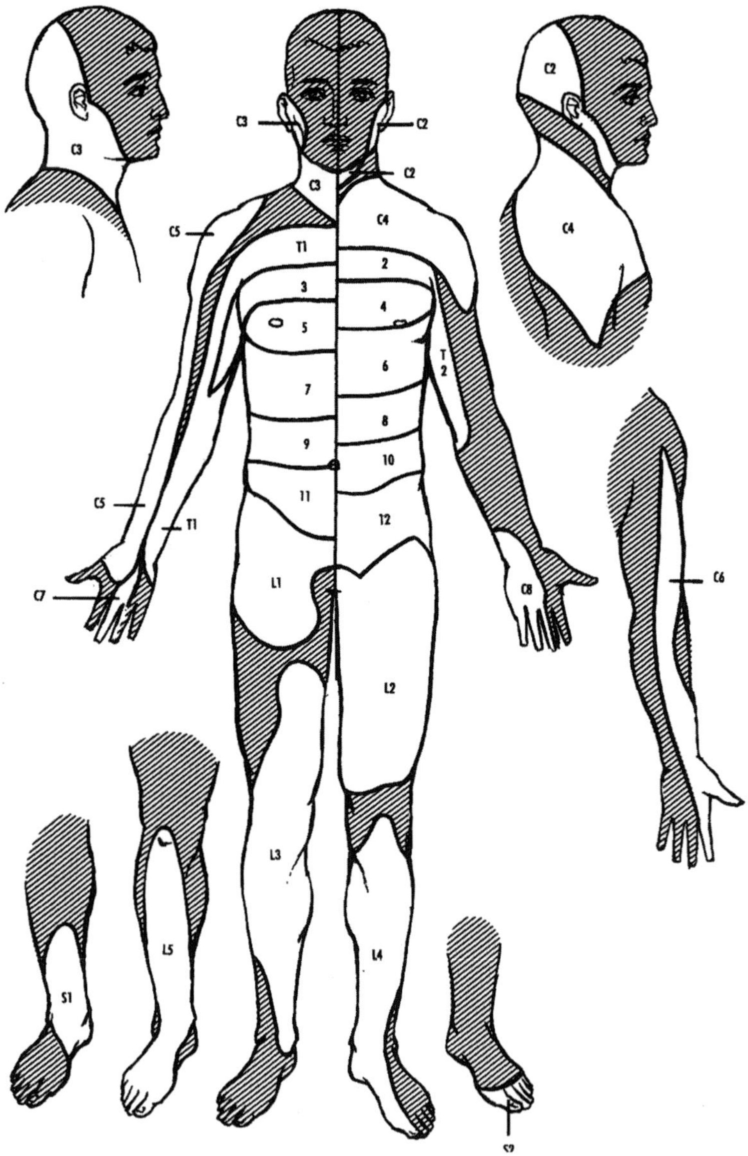

Abb. 4.17 Dermatomkarten nach Gardner (1975).

Gardner (Abb. 4.17) zeigt auch die Überlappung von Dermatomen durch gerade und ungerade nummerierte Dermatome auf der linken bzw. rechten Körperhälfte. Die Überlappung am Rumpf beträgt ca. 50 %, aber deutlich mehr an den Extremitäten.

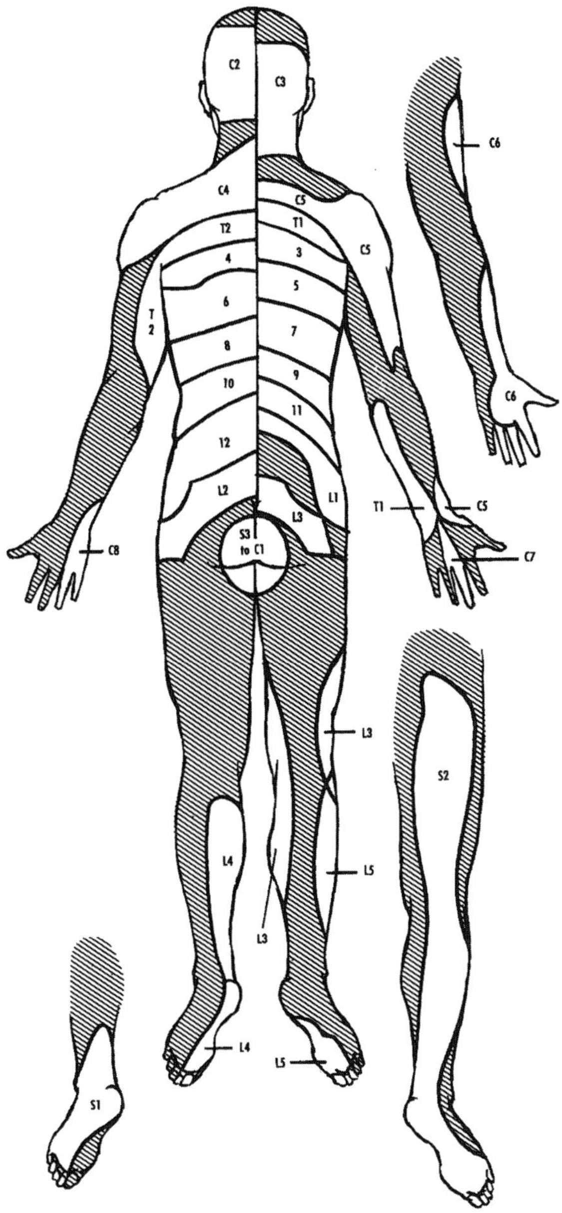

Um dies sichtbar zu machen, sind Arme und Beine separat noch einmal dargestellt. Die Folge davon ist, dass bei einer Läsion einer Wurzel die Sensibilität nirgends vollständig ausfällt (eingebaute Sicherheit).

Das Ausmaß der Überlappung der Dermatome ist durch die wiederholte Darstellung der Extremitäten sichtbar gemacht. Zum Beispiel: Nach diesen Karten enthält der große Zeh Elemente aus L4, L5 und S2.

Auf den Karten von Inman und Saunders (Abb. 4.18) sind Dermatome, Myotome und Sklerotome nebeneinander dargestellt (a–d).

Dies zeigt, dass die Muskeln und Knochen, die sich unter einer bestimmten Hautpartie befinden, ungefähr die gleiche segmentale Innervation aufweisen. Es gibt jedoch Unterschiede, zum Beispiel im Bereich von Schulter und Hüfte (die Haut ‚sackt' in Bezug zu Muskel und Knochen ab, siehe Kapitel 2). Die Segmentangaben bei Muskeln sollten nicht zu wörtlich genommen werden, schließlich sind Muskeln dreidimensionale Strukturen und die meisten Muskeln werden von mehreren Segmenten innerviert. Die Myotome werden daher besser in Tabellenform dargestellt (siehe Kapitel 4.5). Zu beachten ist, dass Sklerotome sich von proximal nach distal erstrecken. Zum Beispiel kann Skerotom C7 an Arm, Schulterblatt, Ellenbogen und Hand beobachtet werden. Die Segmente L4, L5, S1, S2 und S3 finden sich an Bein, Becken, Knie und Fuß.

Das bedeutet, dass beispielsweise eine Störung im Bereich des Beckens mit Knie- oder Fußschmerzen einhergehen kann (übertragener Schmerz, Referred pain, kann sich überall im Segment manifestieren).

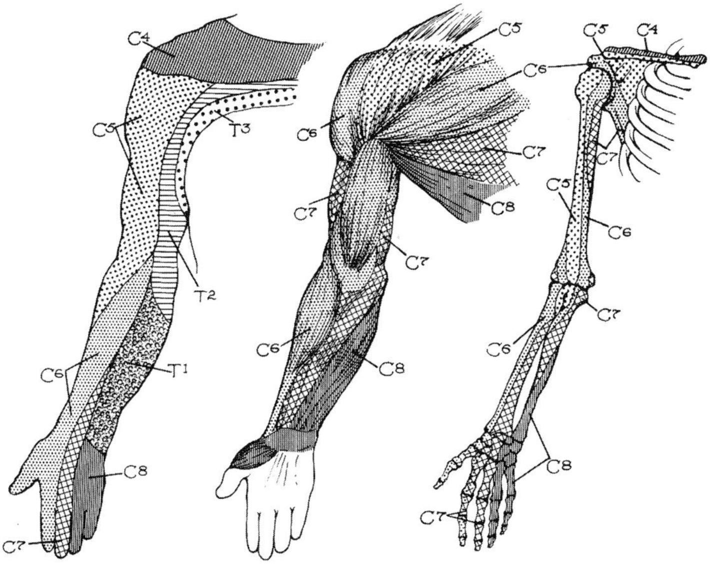

a I II III

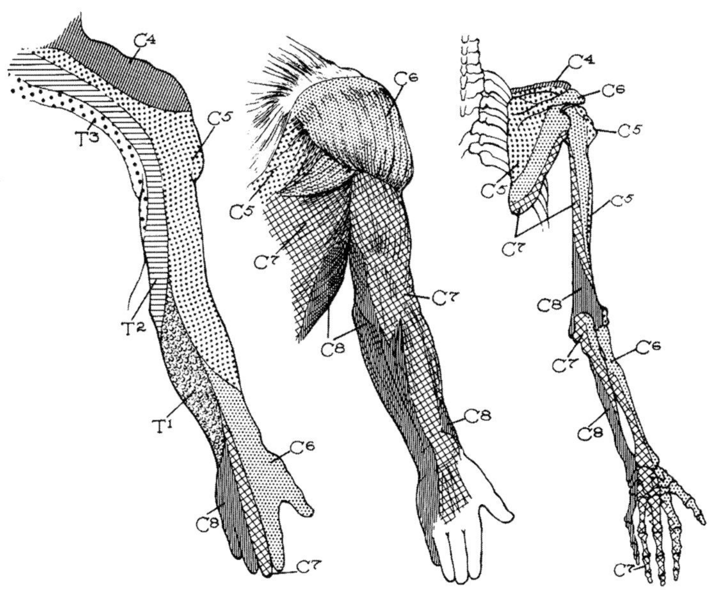

b I II III

Abb. 4.18 a und b Menschliche Gliedmaßen in Dermatomen (I), Myotomen (II) und Sklerotomen (III) nach Inman und Saunders (1944; in: Mann, 1983).

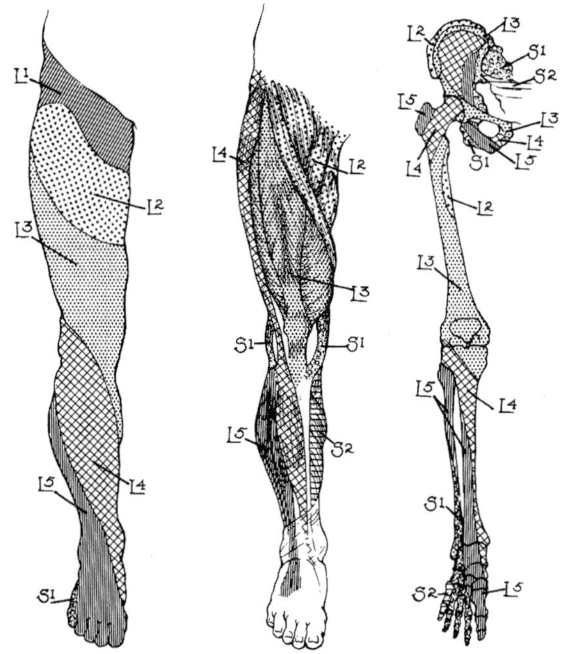

c I II III

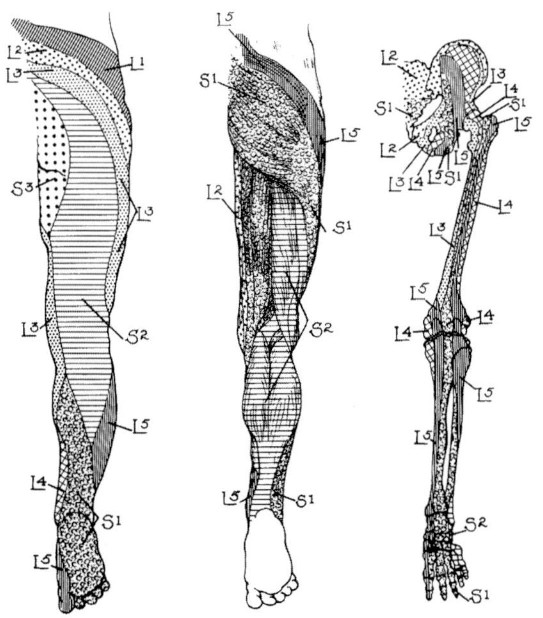

d I II III

Abb. 4.18 c und d *Fortsetzung*

4.5 Myotomtabellen

Eine Tabellarische Darstellung ist in der Regel langweilig. Sie ist aber in diesem Zusammenhang nützlich, um die segmentale Innervation eines Muskels nachschlagen zu können. Der Nutzen der Tabellen 4.1, 4.2 und 4.3 zeigt sich folgendermaßen: ein Muskel, ein Muskelbündel oder eine Muskelgruppe kann atrophiert oder überspannt sein (hyperton). Dies kann auf eine Läsion oder Überstimulation eines bestimmten Rückenmarkssegments zurückgeführt werden. Übermäßige Reizung kann auf eine Abweichung in einem Organ zurückgeführt werden (viszero-somatischer Reflex). Ein Blick auf diese Tabelle zeigt, dass kein Muskel von nur einem Segment versorgt wird. Dies ist jedoch irreführend, weil die Tabelle nicht zeigt, wie groß der Anteil der verschiedenen Segmente ist. Es gibt nämlich auch Muskeln, die vor allem von einem bestimmten Segment versorgt werden (Tab. 4.3). Eine Hypertrophie oder Atrophie eines solchen Muskels kann ein wichtiges diagnostisches Zeichen sein: Es sagt hauptsächlich etwas über dieses bestimmte Segment aus.

Tabelle 4.1 Segmentale Innervation der Muskulatur der oberen Extremität (nach Guttman, 1976).

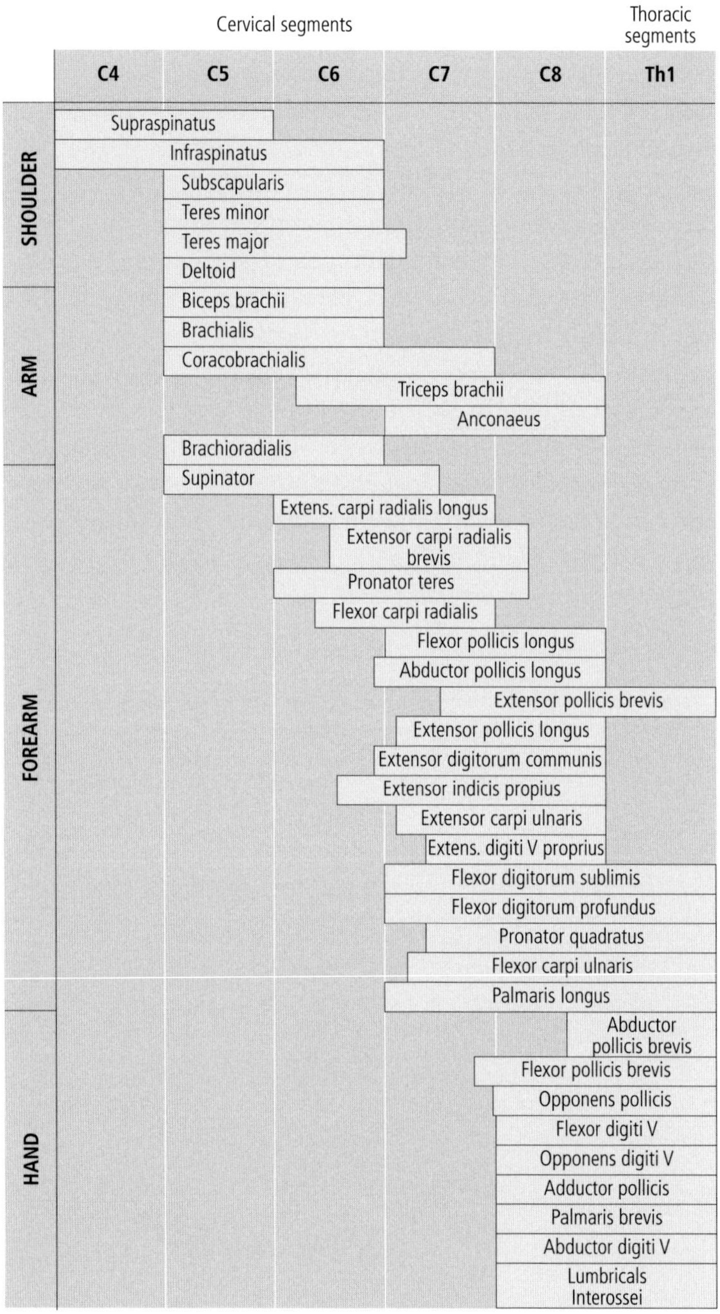

Tabelle 4.1 *Fortsetzung*

		Thoracic segments	Lumbar segments					Sacral segments	
		Th12	**L1**	**L2**	**L3**	**L4**	**L5**	**S1**	**S2**
HIP	Iliopsoas		X	X	X				
	Tensor fasciae latae					X	X		
	Glutaeus medius					X	X	X	
	Glutaeus minimus					X	X	X	
	Quadratus femoris					X	X	X	X
	Gemellus inferior					X	X	X	X
	Gemellus superior					X	X	X	X
	Glutaeus maximus					X	X	X	X
	Obturatorius internus						X	X	X
	Piriformis						X	X	X
THIGH	Sartorius		X	X	X				
	Pectineus			X	X				
	Adductor longus			X	X				
	Quadriceps femoris			X	X	X			
	Gracilis		X	X	X	X			
	Adductor brevis			X	X	X			
	Obturator externus			X	X	X			
	Adductor magnus			X	X	X			
	Adductor minimus				X	X			
	Articularis genu				X	X			
	Semitendinosus					X	X	X	
	Semimembranosus					X	X	X	
	Biceps femoris						X	X	X
LEG	Tibialis anterior					X	X		
	Extensor hallucis longus					X	X	X	
	Popliteus					X	X	X	
	Plantaris					X	X	X	
	Extensor digitorum longus					X	X	X	
	Soleus					X	X	X	X
	Gastrocnemius					X	X	X	X
	Peroneus longus					X	X	X	
	Peroneus brevis						X	X	
	Tibialis posterior					X	X	X	
	Flexor digit longus						X	X	X
	Flexor hallucis longus						X	X	X
FOOT	Extensor hallucis brevis					X	X	X	
	Extensor digitorum brevis					X	X	X	
	Flexor digitorum brevis						X	X	
	Abductor hallucis						X	X	
	Felxor hallucis brevis						X	X	X
	Lumbricalis						X	X	X
	Adductor hallucis						X	X	X
	Abductor digiti V							X	X
	Flexor digiti V							X	X
	Opponens digiti V							X	X
	Quadratus plantae							X	X
	Interossei							X	X

Tabelle 4.2 Segmentale Innervation der Muskulatur des Rumpfes (nach Guttman, 1976).

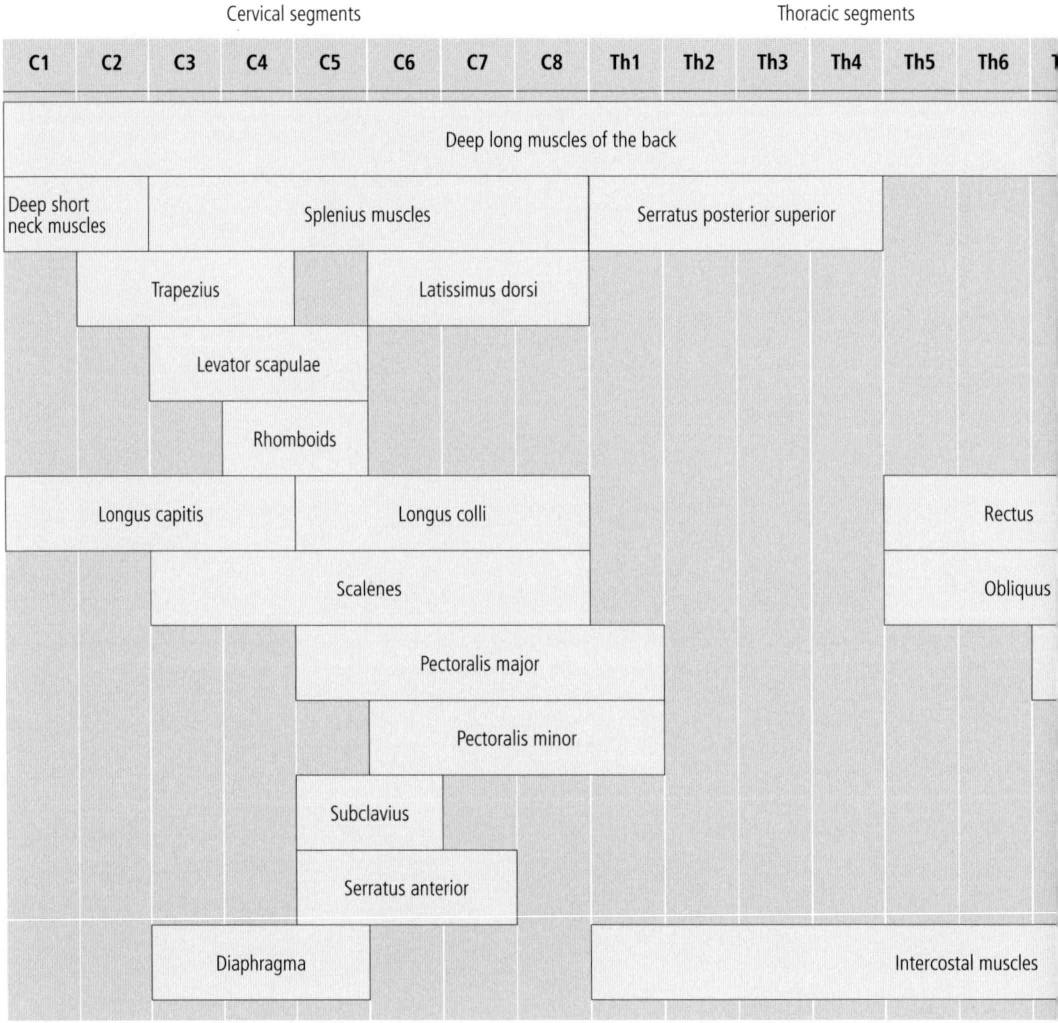

<table>
<tr><th colspan="5">Thoracic segments</th><th colspan="5">Lumbar segments</th><th colspan="5">Sacral segments</th><th>Coc.</th></tr>
<tr><th>Th8</th><th>Th9</th><th>Th10</th><th>Th11</th><th>Th12</th><th>L1</th><th>L2</th><th>L3</th><th>L4</th><th>L5</th><th>S1</th><th>S2</th><th>S3</th><th>S4</th><th>S5</th><th></th></tr>
<tr><td colspan="16">Deep long muscles of the back</td></tr>
<tr><td></td><td colspan="4">Serratus posterior inferior</td><td></td><td></td><td></td><td></td><td></td><td></td><td></td><td colspan="4">Levator shincteris ani; perineal and coccygeal muscles</td></tr>
<tr><td colspan="5">abdominis</td><td></td><td></td><td></td><td></td><td></td><td></td><td></td><td></td><td></td><td></td><td></td></tr>
<tr><td colspan="5">abdominis</td><td></td><td></td><td></td><td></td><td></td><td></td><td></td><td></td><td></td><td></td><td></td></tr>
<tr><td colspan="6">Transversus abdominis</td><td></td><td></td><td></td><td></td><td></td><td></td><td></td><td></td><td></td><td></td></tr>
<tr><td colspan="6">Obliquus internus abdominis</td><td></td><td></td><td></td><td></td><td></td><td></td><td></td><td></td><td></td><td></td></tr>
<tr><td></td><td></td><td></td><td></td><td colspan="5">Quadratus lumborum</td><td></td><td></td><td></td><td></td><td></td><td></td><td></td></tr>
<tr><td colspan="2"></td><td></td><td></td><td></td><td></td><td></td><td></td><td></td><td></td><td></td><td></td><td></td><td></td><td></td><td></td></tr>
</table>

Tabelle 4.3 Muskeln, die hauptsächlich von einem Segment innerviert werden (Kennmuskeln).

Kennmuskel	Segment
M. deltoideus	C5
M. biceps brachii	(C5) C6
M. brachioradialis	(C5) C6
M. triceps brachii	C7
M. pronator teres	C7
Daumenmuskeln	C7
Thenarmuskeln	C8
Mm. interossei	C8
M. vastus medialis en lateralis	
(M. quadriceps femoris)	(L3) L4
M. tibialis anterior	L4
M. extensor hallucis longis	L5
M. tibialis posterior	L5
M. triceps surae	S1 (S2)

Somatisches und autonomes Nervensystem – eine nicht gerechtfertigte Aufteilung?

5

Zusammenfassung

Üblicherweise wird zwischen somatischem und autonomem oder vegetativem Nervensystem unterschieden. Das Nervensystem funktioniert jedoch jederzeit als Ganzes, was sich in vielen praktischen Beispielen zeigt (Aktion, Miktion, Schmerz, Sexualfunktionen). Das somatische Nervensystem ist vor allem auf die Interaktion mit der Umgebung ausgerichtet (über Aktion und Wahrnehmung), das autonome Nervensystem steht im Dienst der Homöostase. Somatische und autonome Reflexe kommen über afferente und efferente Fasern und eine oder mehrere zentrale Synapsen zustande. Der efferente Teil des autonomen Nervensystems kann eingeteilt werden in das sympathische und parasympathische Nervensystem für ergotrope und trophotrope Funktionen.

5

In der Neurophysiologie ist eine Aufteilung des Nervensystems in *somatisch* (auch animal oder animalisch) und *autonom* (auch vegetativ oder – nicht optimal – „viszeral“) üblich. Diese Einteilung ist jedoch zu diskutieren, denn es gilt:

> *Das Nervensystem funktioniert immer als Ganzes (Brooks, 1983).*

Sowohl auf der Ebene des Gehirns als auch auf segmentaler Ebene bestehen enge Verbindungen und Interaktionen zwischen somatischem und autonomem Nervensystem. Im täglichen Leben arbeiten somatische und autonome Prozesse in der Regel sinnvoll zusammen.

Einige Beispiele:

- Bei einer Verletzung werden sofort sympathische Reflexe aktiviert, die u.a. zu einer Vasokonstriktion führen (die Blutung stoppen). Gleichzeitig werden Signale zum Gehirn geleitet und es entsteht das bewusste Schmerzgefühl (somatisches Nervensystem).
- Bei körperlicher Arbeit (Muskeln: somatisch) erhöht sich die Herzfrequenz (autonom).
- Bei zunehmender Füllung der Blase erschlafft die Blasenwand unter Einfluss von autonomen Reflexen; ab einem sicheren Füllegrad bildet sich ein bewusstes „Füllegefühl“ und danach der Drang. Der Miktionsreflex (autonom) kann bewusst unterdrückt werden (somatisch). Verlust der bewussten Kontrolle ist überaus unangenehm.
- Reizung von erogenen Zonen wird bewusst gefühlt (somatisch), der Erektionsreflex (Mann) bzw. Feuchtigkeitssekretion (Frau) kommen jedoch durch autonome Reflexe zustande. Ejakulation ist ein autonomer Reflex, Orgasmus ein bewusstes Gefühl. Sex würde weniger angenehm sein, wenn er nicht bewusst gefühlt würde.
- Steigt man in ein warmes Bad oder in kaltes Wasser, dann reagieren unsere Blutgefäße sofort mit Vasodilatation bzw. Vasokonstriktion (autonom), zeitgleich haben wir eine Wärme- bzw. Kältesensation (somatisch).
- Bei psychischer Anspannung steigt der Blutdruck und es kommt zu vermehrter Schweißsekretion (autonom). Gleichzeitig erhöht sich die Muskelspannung (somatisch).

Hinzu kommt, dass einige Körperfunktionen, wie zum Beispiel die Atmung, nicht nur einem Bereich des Nervensystems zugeteilt werden können. Der Atemrhythmus wird in einem hohen Maß durch autonome Zentren reguliert, kann aber bewusst beeinflusst werden (durch Singen, Sprechen, Spielen von Blasinstrumenten, Aufblasen einer Luftmatratze) und kommt über die quergestreifte Muskulatur zustande.

Es kommt hinzu, dass der übliche Gebrauch des Terminus „autonom" nicht dem neurowissenschaftlichen Gebrauch entspricht. Eigentlich sind viele Routineaktivitäten des Alltags „autonom" in dem Sinne, dass sie weitgehend unbewusst ablaufen (Gehen, Radfahren, Anziehen etc.). Doch spielt bei der Verrichtung dieser Handlungen das somatische Nervensystem eine zentrale Rolle! Im Folgenden wird aber – aus praktischen Überlegungen – von den gebräuchlichen Definitionen ausgegangen.

Beim Erlernen von Fertigkeiten (z. B. Klavierspielen) unterscheidet man drei Phasen:
- Die orientierende, kognitive Phase: ein erstes Kennenlernen mit der betreffenden Fertigkeit.
- Die Übungsphase: Ich probiere alles aus und bin dann bewusst mit der Tätigkeit beschäftigt.
- Die autonome Phase: Die Fertigkeit kann „automatisch", ohne Nachdenken, verrichtet werden; sie ist zur Routine geworden.

Hat man diese letzte (begehrenswerte) Phase erreicht, dann „geht alles wie von selbst", es ist zur „zweiten Natur" geworden. Das somatische Nervensystem wird aktiviert, doch dies verläuft (glücklicherweise) sehr autonom.

5.1 Das somatische Nervensystem

Domäne des somatischen Nervensystems ist v. a. die Wechselwirkung zwischen dem Individuum und seiner Umgebung, d. h. der Informationsaustausch. Einerseits beeinflusst das Individuum seine Umgebung durch *Aktion* (Motorik), andererseits beeinflusst die Umgebung das Individuum über den Prozess der *Wahrnehmung* (Sensorik). Diese Wechselwirkung kann sowohl reflexmäßig (unbewusst, ziemlich stereotyp) als auch bewusst ablaufen. Ein somatischer Reflex (z. B. der Patellarsehnenreflex) läuft mehr oder weniger unbewusst ab, d. h. ohne bewusste Einflussnahme, ist aber von der Psyche beeinflussbar (z. B. Aufmerksamkeit). Deshalb verwendete man früher auch den Begriff „willkürliches" Nervensystem. Dieser Begriff wird aber mit Recht nicht mehr verwendet, weil der Begriff „Willkür" doppeldeutig ist und viele somatische Prozesse unbewusst ablaufen. Das „Gehen" als Handlung kommt durch das somatische Nervensystem zustande, läuft aber – zum Glück! – größtenteils unbewusst ab (siehe oben). Bei einem somatischen Reflex (Abb. 5.1) kommt der Reiz von außen über die Haut oder das Bewegungssystem (Extero- und Propriozeptoren). Die Impulse erreichen über die sogenannten somatischen Afferenzen das Rückenmark (oder den Hirnstamm) und haben ihren Effekt über die somatischen Efferenzen. Beispiele sind der Patellarsehnenreflex (pro-priozeptiver Reflex oder Eigenreflex) und der Fluchtreflex, auch „Rückziehreflex" (exterozeptiver Reflex oder Fremdreflex).

! Der englische Ausdruck „voluntary movement" wird oft falsch übersetzt als „willkürliche" oder „freiwillige" Bewegung. Besser wäre, von „durch Willen gesteuerte Bewegung" zu sprechen.

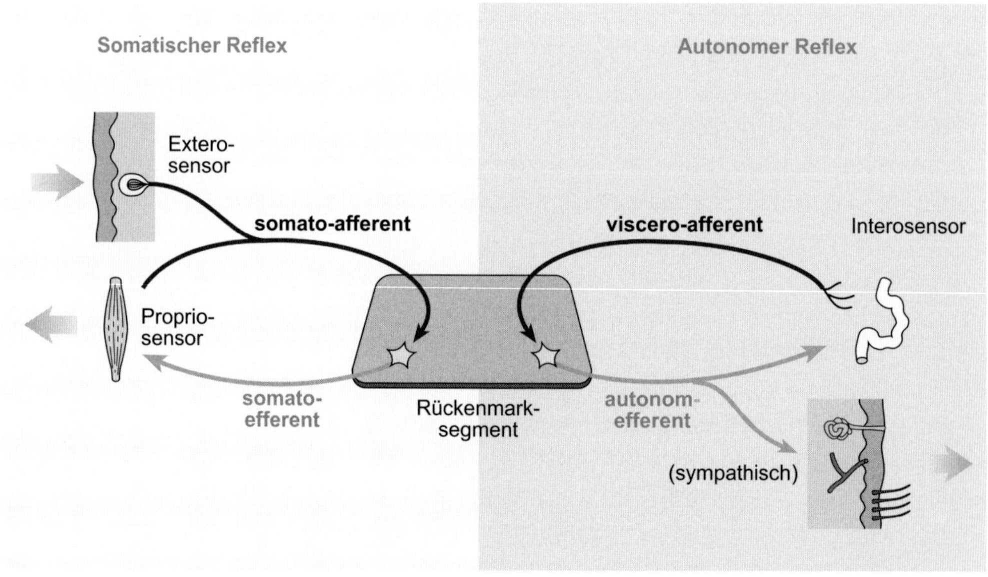

Abb. 5.1 Somatische und autonome Reflexe und Terminologie der unterschiedlichen Rezeptoren und Nervenfasern. Viszero-somatisch = von den Eingeweiden zur Körperoberfläche; somato-viszeral = von der Körperoberfläche zu den Eingeweiden. Autonom-efferente Nervenfasern sind zum einen Teil viszeral, zum Teil (die sympathischen Nervenfasern) erreichen sie auch die Haut. Beispiel für einen autonomen Reflex: Dehnung der Harnblasenwand löst Miktion aus; Beispiel für einen somatischen Reflex: Zurückziehen der Hand bei Berühren einer heißen Pfanne.

5.2 Das autonome Nervensystem

Das autonome (oder vegetative) Nervensystem steht v. a. im Dienst der Homöostase im Körper. Bei Prozessen im Bereich der inneren Organe spricht man auch vom „viszeralen" Nervensystem. Diese Bezeichnung ist aber nicht synonym mit „autonomem Nervensystem", weil auch periphere Strukturen (Pupillen, Blutgefäße, Schweißdrüsen, Haarfollikel) autonom innerviert werden. Das autonome Nervensystem steht in Beziehung zu Funktionen, die überwiegend unwillkürlich verlaufen. Weil dies jedoch eben nicht immer der Fall ist, sollte der Begriff „autonom" mit Vorsicht verwendet werden.

Beim autonomen Nervensystem unterscheidet man zwischen einem efferenten und einem afferenten Bereich. Der *efferente* Bereich wird eingeteilt in das *(ortho)sympathische* und das *parasympathische Nervensystem.* Diese unterscheiden sich in Funktion, Ursprung, peripherem Verlauf und Art der Neurotransmitter.

Das *sympathische* Nervensystem entspringt aus den Rückenmarkssegmenten C8/Th1–L2; dies entspricht in etwa dem Teil des Rückenmarks zwischen Plexus brachialis und Plexus lumbosacralis. Das *parasympathische* Nervensystem hat seinen Ursprung einerseits im Hirnstamm (u. a. N. vagus) und andererseits in den Rückenmarkssegmenten S2–S4 (Nn. pelvici) – das heißt oberhalb oder unterhalb der Plexus.

Das *sympathische* Nervensystem steht vor allem im Dienst aktiver, auch *„ergotrop"* genannter, Funktionen. Funktionen in bestimmten Organsystemen werden stimuliert und andere werden gehemmt. Bei physischer Anstrengung (aber auch bei psychischer Anspannung) werden zum Beispiel der Blutdruck und die Herzfrequenz erhöht, die Verdauung aber gehemmt. Für die Erklärung der segmentalen Phänomene ist von Bedeutung, dass die Fasern des sympathischen Nervensystems bis in die Peripherie des ganzen Körpers reichen.

> ! Das sympathische Nervensystem erreicht alle, auch entlegene Regionen des Körpers.

Das *parasympathische* Nervensystem innerviert vor allem die Organe von Brust, Bauch und Becken sowie einige Strukturen im Bereich des Kopfes (Pupillen, Tränen- und Speicheldrüsen). Die Bezeichnung „viszeral" stimmt in diesem Zusammenhang völlig. Das parasympathische Nervensystem ist von Bedeutung für sogenannte *trophotrope Funktionen:* Funk-

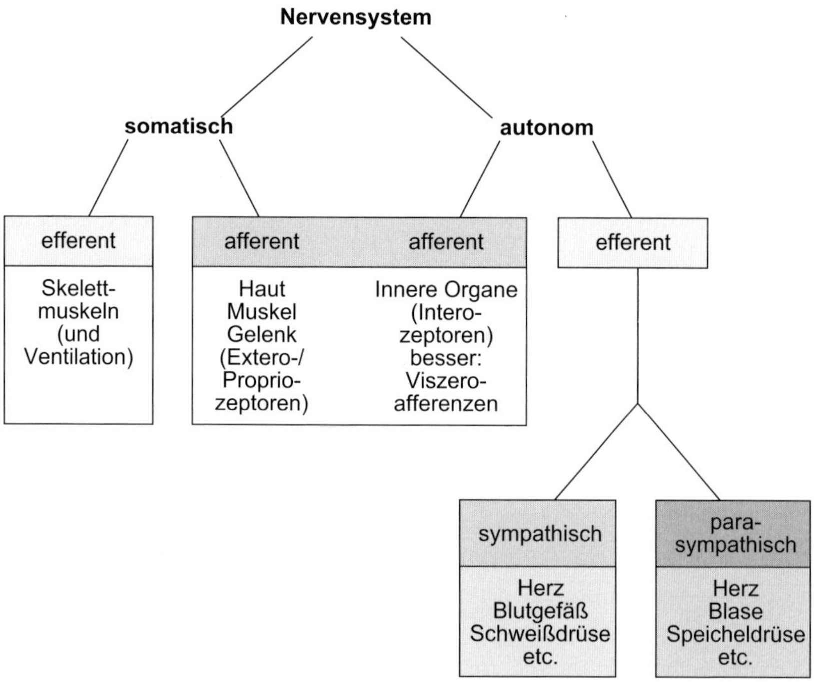

Abb. 5.2 Einteilung des Nervensystems.

tionen, die bei Ruhe-, Erholungs- und Aufbauprozessen vorherrschen. Mit Ausnahme einiger Funktionen im Gesichtsbereich (Tränendrüse, Pupillen) reicht das parasympathische Nervensystem nicht bis in die Peripherie. Die Haut wird autonom ausschließlich durch das sympathische Nervensystem innerviert.

Autonome Reflexe werden durch Interozeptoren ausgelöst. Die Impulse erreichen über die viszeralen Afferenzen das Rückenmark oder den Hirnstamm und haben ihren Effekt über die autonomen (viszeralen) Efferenzen des sympathischen und/oder parasympathischen Nervensystems. Ein Beispiel: eine Senkung des Blutdrucks wird über die Barorezeptoren (in der Wand der A. carotis) registriert. Über die autonomen Afferenzen werden Zentren im Hirnstamm erreicht; von dort werden die autonomen Efferenzen – sowohl die sympathischen (Vasokonstriktion, Herzfrequenzerhöhung) als auch die parasympathischen (Herzfrequenzerhöhung durch Abnahme des hemmenden Einflusses des N. vagus) beeinflusst. Diese Reflexe werden beispielsweise bei plötzlichem Aufstehen aktiviert.

Es muss betont werden, dass sich die Begriffe „sympathisch“ und „parasympathisch“ auf den *efferenten* Teil des autonomen Nervensystems beziehen, u. a. weil es sich dabei um entgegengesetzte Effekte handelt (Ruhe versus Aktion). Der Terminus „sympathisch afferent" ist also nicht korrekt. Nun könnte man sagen, dass „autonome" Afferenzen lediglich über sympathische und/oder parasympathische *Wege* verlaufen (Grenzstrang, N. vagus, Nn. pelvici, s. Kap. 6).

Die Bezeichnung „autonom-afferente Nervenfasern" ist aber ebenfalls fragwürdig. Wenn die Aktivität in diesen Nervenfasern ausreichend erhöht ist, werden nämlich bewusste Empfindungen ausgelöst (Hunger, Schmerz, Harndrang etc.). Die Bezeichnung *Viszeroafferenzen* für die Nervenfasern, die Impulse aus den inneren Organe in das zentrale Nervensystem weiterleiten, ist ohne Bedenken anzuwenden (s.a. Abb. 5.1).

Eine Zusammenfassung des oben Beschriebenen ist in der Abbildung 5.2 dargestellt.

Die Verbindung zwischen inneren Organen und Nervensystem

6

Zusammenfassung

Die Innervation der Eingeweide ist komplex. Es gibt vier afferente Wege: Afferenzen, die sympathischer Route folgen, Nn. phrenici, Nn. pelvici en N. vagus. Durch einen oder mehrere dieser Wege können Rückenmarkssegmente aktiviert werden, was sich in Form segmentaler Phänomene äußern kann, die von diagnostischer Bedeutung sein können. Über parasympathische und sympathische Efferenzen kann die Organfunktion reguliert werden. Diese efferente Aktivität kann auch durch Stimulation an der Körperoberfläche ausgelöst werden, was therapeutisch genutzt werden kann. Die anatomische Ordnung der somatischen und sympathischen Innervation ist sehr unterschiedlich. Es ist möglich, dass sympathische Phänomene eine andere Lokalisation haben als somatische Phänomene.

Wie sind die Eingeweide mit dem Nervensystem verbunden? Die Antwort auf diese Frage ist aus zwei Gründen sinnvoll:

- Über die Afferenzen gelangen Impulse aus den Organen zum Rückenmark oder Hirnstamm. Dies kann zu segmentalen Phänomenen/Symptomen führen, die an der Körperoberfläche wahrgenommen werden können und damit *diagnostisch relevant* sind.
- Über die Efferenzen aus Rückenmark/Hirnstamm werden Funktionen von Organen reguliert. Diese efferente Aktivität kann Folge einer Organstörung sein, kann aber auch ausgelöst werden durch Stimulation an der Körperoberfläche, ist also diagnostisch und therapeutisch relevant.

6.1 Afferenz: diagnostisch relevant

Für das Verständnis der segmentalen Diagnostik sind Kenntnisse über den genauen Verlauf von Impulsen aus den Eingeweiden zum Rückenmark oder zum Hirnstamm von Bedeutung: die *afferente segmentale Innervation.* Wenn diese Verbindungen bekannt sind, wird klar, welche Rückenmarkssegmente „mit Impulsen bombardiert“ werden, d. h. hyperaktiv sind, wenn ein Organ gestört ist. Weil die Organe selbst, die Faszien, Häute und Kapseln sowie die nahe gelegene Thorax- oder Bauchwand unterschiedlich innerviert sind, können komplexe Situationen entstehen. Ein beginnender Krankheitsprozess in einem inneren Organ wird fast immer mehrere Nervenbahnen aktivieren. Folgende *viszeroafferente* Nervenverbindungen sind auf jeden Fall von Bedeutung (Abb. 6.1):

1. Viszeroafferente Nervenfasern, die *gemeinsam mit den sympathischen (efferenten) Nervenfasern ziehen.* Diese verlaufen also über den Grenzstrang, treten aber ohne synaptische Verschaltung über die Hinterwurzel in das Rückenmark ein. Der Zellkörper liegt im Spinalganglion (es gibt aber auch Afferenzen, die über die Vorderwurzel eintreten; die Unterscheidung Vorder-/Hinterwurzel und Efferenz/Afferenz [Bell-Magendie-Gesetz] hat sich als nicht so allgemeingültig herausgestellt, wie lange angenommen wurde). Die Afferenzen dieser Gruppe treten in die Segmente *C8/Th1–L2* ein, d. h. dem Ursprungsgebiet des Sympathikus.
2. Impulse aus den Organhüllen erreichen über die Nn. phrenici die Segmente *C2–C4.* Die Projektion vieler Organe des Brust- und Bauchraums erfolgt über diesen Weg in die höher liegenden zervikalen Segmente.

3. Impulse aus den Eingeweiden des Beckens erreichen über die Nn. pelvici die Segmente *S2–S4*.
4. Impulse aus den Organen aus dem Brust- und Bauchraum steigen über den N. vagus zum Hirnstamm auf. Der Kern des N. vagus im Hirnstamm ist lang gezogen und erstreckt sich bis zum zervikalen Segment *C2*. Die zervikale Projektion über den N. vagus kann bei Störungen im Bereich der Eingeweide eine Erklärung für verschiedene Phänomene im

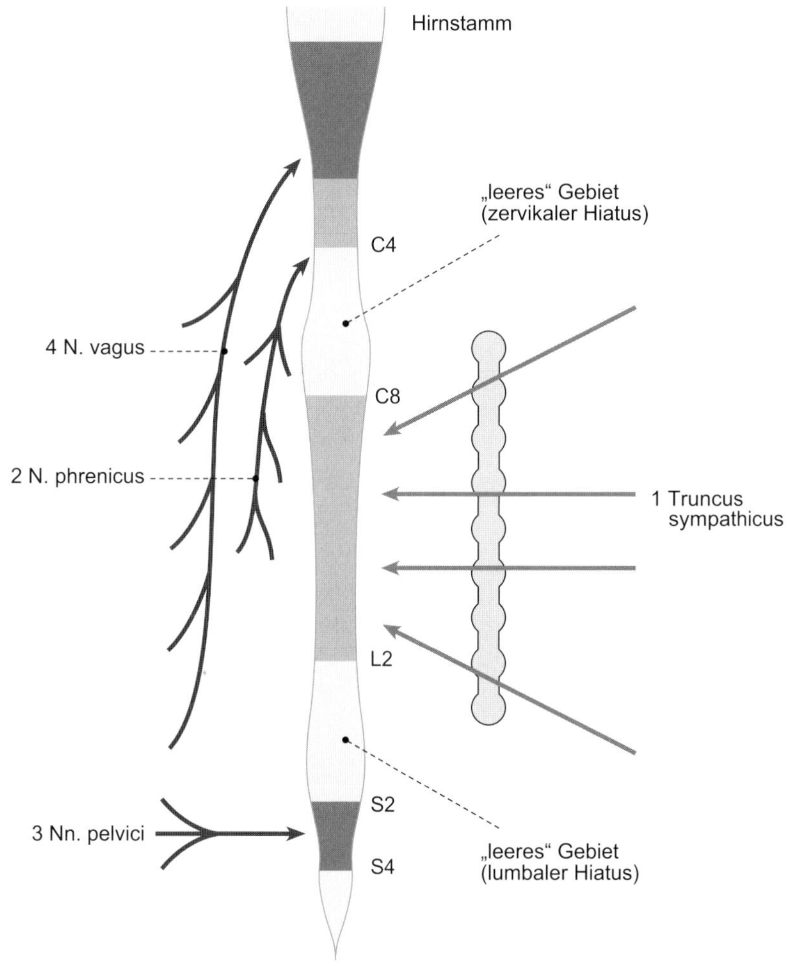

Abb. 6.1 Afferente Innervation der inneren Organe. Es gibt vier afferente Innervationsmöglichkeiten: über den Truncus sympathicus (1), den N. phrenicus (2), die Nn. pelvici (3) und den N. vagus (4). Der Beckenkamm (Crista iliaca) bildet die Grenze zwischen N. vagus und Nn. pelvici. Es bestehen zwei „leere" Bereiche im Rückenmark ohne Projektionen aus den inneren Organen. Bei einer Organstörung werden meistens mehrere afferente Wege gleichzeitig aktiviert.

Kopfbereich sein. Der Beckenkamm bildet normalerweise die Grenze zwischen den Projektionsgebieten des N. vagus und der Nn. pelvici.

In Abbildung 6.1 ist eine Zusammenfassung dieser Beziehungen dargestellt. Es ist deutlich zu erkennen, dass einige Rückenmarkssegmente keine Impulse aus den Eingeweiden empfangen: die Segmente C5–C7, L3–L5 und S1. Diese „leeren" Rückenmarkssegmente („Hiatus") korrespondieren mit Dermatomen und Myotomen der Extremitäten. Daraus lässt sich erklären, dass sich „Organzonen" vorwiegend auf dem Rumpf befinden.

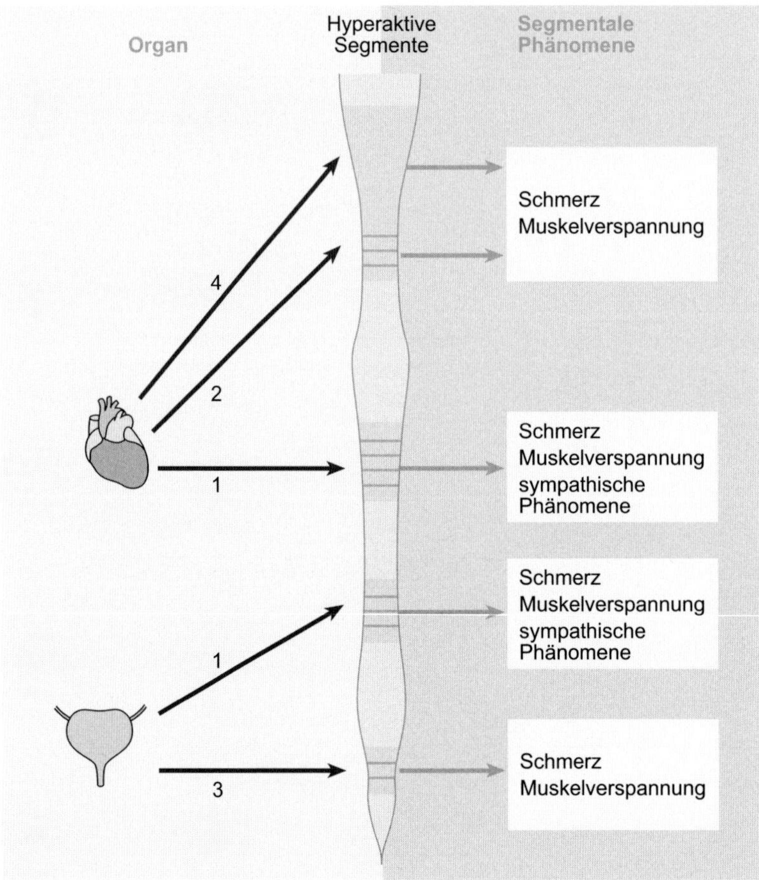

Abb. 6.2 Afferente Projektionen von Herz und Harnblase. Vom Herzen aus gibt es drei mögliche Routen und von der Harnblase aus zwei. Die Zahlen entsprechen den vier Möglichkeiten, die im Text beschrieben werden. Durch diese multiple Projektion werden mehrere Gruppen von Rückenmarkssegmenten aktiviert. Segmentale Phänomene können in den entsprechenden Dermatomen, Myotomen und „Sympathikotomen" entstehen: Schmerzen, Muskelverspannungen und sympathische Phänomene. Durch diese multiplen Projektionen sind komplexe Lokalisationen möglich.

Impulse aus den inneren Organen und Hüllen aktivieren meistens verschiedene afferente Wege gleichzeitig. In der Abbildung 6.2 werden diese Nervenverbindungen für das Herz und die Harnblase dargestellt:

- Herz und Perikard: Nervenverbindung 1, 2 und 4; dies entspricht den oberen, zervikalen Segmenten und Hirnstamm.
- Harnblase: Nervenverbindung 1 und 3; untere thorakolumbale und sakrale Segmente..

Daraus folgt, dass aus einem Organ verschiedene, oft nicht aneinandergrenzende Rückenmarkssegmente aktiviert werden können. Schwer durchschaubare Lokalisationen von Phänomenen, die sonst als mystisch abgetan werden, können dadurch oft einigermaßen plausibel gemacht werden. Segmentale Phänomene können an anatomisch weit auseinanderliegenden Orten auftreten. Dies ist darauf zurückzuführen, dass die sympathische Innervation ganz anders organisiert ist als die somatische (s. u.). Auch hier ist das Herz als Beispiel illustrativ. Herzstörungen können Symptome an folgenden Lokalisationen auslösen:

- in der Mitte des Thorax;
- am Rücken zwischen den Schulterblättern;
- im Schulterbereich
- ulnaseitig am Unterarm bis in den Kleinfinger;
- im Nacken bis zum Unterkiefer;
- im Gesicht;
- im Bereich der Pupillen.

! Für die „Nicht-Wissenden" verwirrend, für den Experten eine diagnostische Unterstützung!

6.2 Efferenz: diagnostisch und therapeutisch relevant

Um zu verstehen, wo welche Symptome auftreten, ist es auch notwendig zu wissen, wie die efferente somatische und autonome Innervation funktioniert. Bei Hyperaktivität in bestimmten Rückenmarkssegmenten können diese efferenten Nervenverbindungen aktiviert werden. Und dies kann zu wahrnehmbaren Phänomenen führen. Andererseits können auf Organe gerichtete Efferenzen durch therapeutische Stimulation beeinflusst werden.

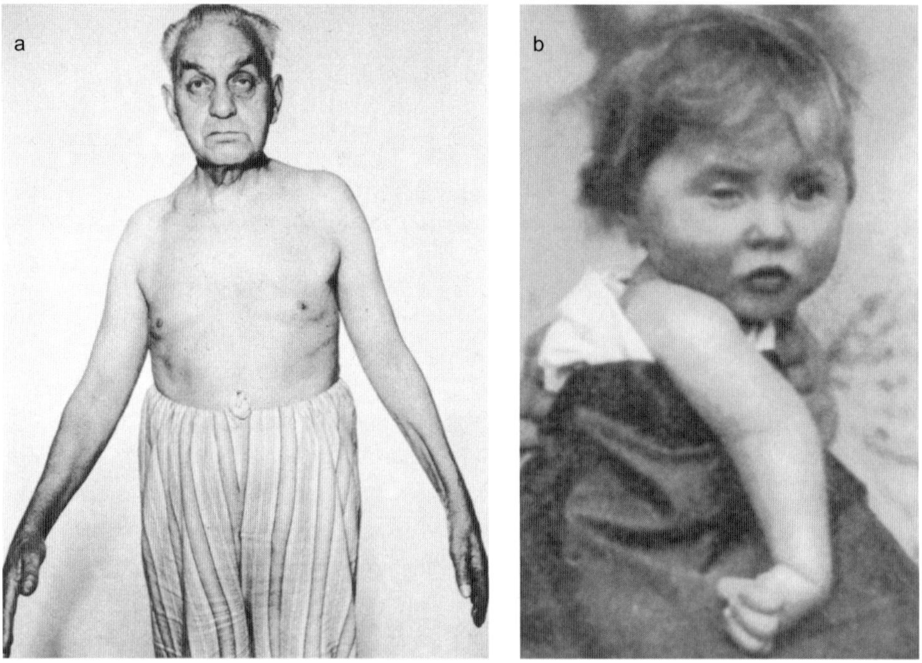

Abb. 6.3 Patienten mit Horner-Syndrom. a) Horner-Syndrom links (Miosis und Ptosis) und Schmerzen, Taubheitsgefühl und Atrophie im Bereich des Unterarms. Gemeinsam ist diesen Symptomen das Rückenmarkssegment C8/Th1 (Spillane, 1982). b) Kind mit rechtsseitigem Horner-Syndrom und Plexusparese (Bing, 1945). Die Kombination der Symptome ist zurückzuführen auf die unterschiedliche anatomische Anordnung von somatischer und sympathischer Innervation.

Es bestehen deutliche Unterschiede zwischen der segmentalen somatischen und autonomen Innervation. Dies bedeutet, dass ein bestimmtes Hautareal (z. B. der Hals) sensorisch (d. h. somatisch) zum Segment C3 gehört, sympathisch aber zum Segment Th3! Umgekehrt bedeutet das, dass aus einem Rückenmarkssegment, z. B. Th1, einerseits ein Hautareal und ein Muskelbereich an Thorax oder Arm somatisch innerviert werden, während andererseits aus dem gleichen Segment das Gesicht einschließlich der Pupille sympathisch innerviert wird. Die Patienten in den Abbildungen 6.3a und b sind Beispiele hierfür. Der Patient (a) hat sympathische Ausfälle im Gesicht (Horner-Syndrom links: enge Pupille, eventuell kombiniert mit aufgehobener Schweißproduktion) und gleichzeitig eine Parese mit Atrophie am ipsilateralen Unterarm. Der gemeinsame Nenner ist das Segment C8/Th1: In diesem Fall liegt ein Tumor im Bereich der Lungenspitze vor. Dieser hat hier offenbar sowohl sympathische als auch somatische Fasern dieser Segmente beeinträchtigt. Abbildung 6.3b zeigt ein Kind mit Horner-Syndrom rechts und Plexusparese von Geburt an.

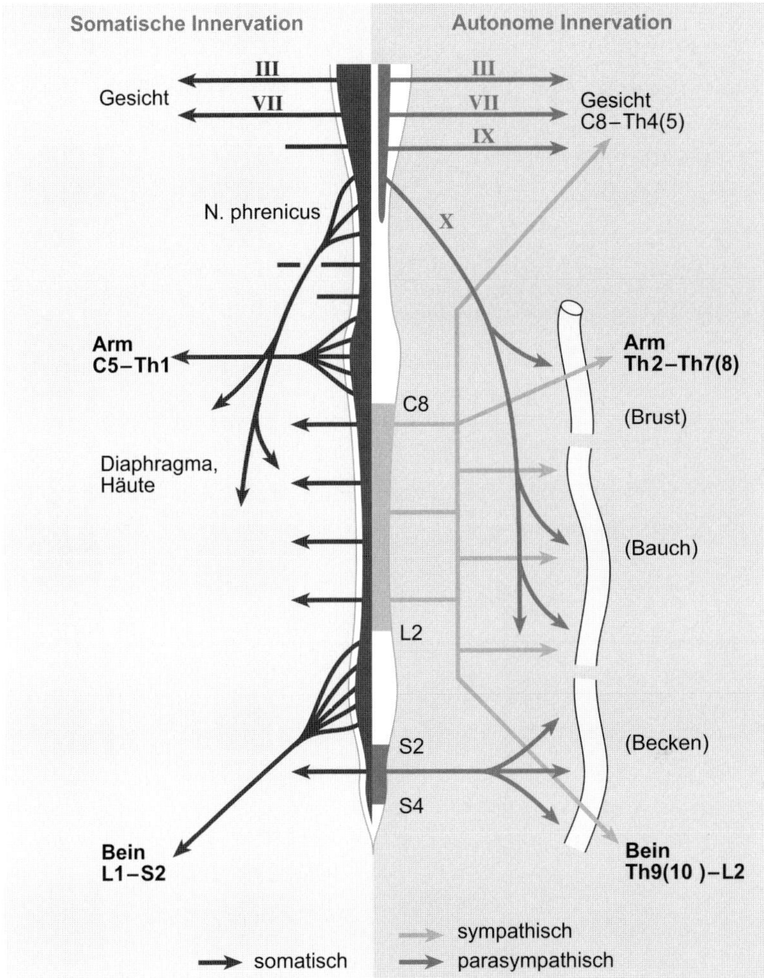

Abb. 6.4 Ursprung der somatischen und autonomen Innervation.
Links: somatisch (inkl. N. phrenicus), schwarz. Rechts: autonom. Sympathischer Ursprung: grau; parasympathischer Ursprung: dunkelgrau. Man beachte die Unterschiede in autonomer und somatischer Innervation im Bereich von Gesicht, Arm und Bein.

! In diesen beiden Fällen ist das gemeinsame Auftreten der Symptome nicht auf eine Läsion im Rückenmarkssegment zurückzuführen, sondern auf eine Schädigung des Plexus und Truncus sympathicus. Die beiden Beispiele zeigen jedoch sehr gut die unterschiedliche Lokalisation von somatischen und sympathischen Symptomen.

Abbildung 6.4 zeigt eine schematische Darstellung der somatischen und autonomen Innervation:

- Aus einer begrenzten Anzahl von Segmenten (C8/Th1–L2) wird der ganze Körper, von Kopf bis Fuß, sympathisch innerviert (rechts im Bild).
- Aus dem Hirnstamm werden die Brust- und Bauchorgane parasympathisch innerviert.
- Aus den Segmenten S2–S4 werden die Beckenorgane parasympathisch innerviert.
- Haut, Skelett und Muskeln werden somatisch aus sämtlichen Rückenmarkssegmenten innerviert (links im Bild).

Als Faustregel kann gelten:
- Das sympathische Nervensystem entspringt zwischen den beiden Plexus.
- Das parasympathische Nervensystem entsteht kranial vom Armplexus und kaudal vom Beinplexus.

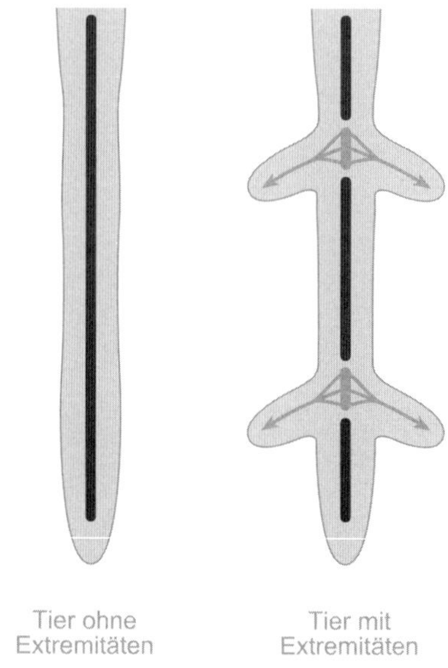

Abb. 6.5 Entstehung der Gliedmaßen. Die beiden Plexus sind später in der Evolution hinzugekommen und haben das autonome Nervensystem in drei Abschnitte geteilt.

Abbildung 6.5 kann als Gedächtnisstütze dienen. Es ist, als habe es in der Evolution, als die Lebewesen noch keine Gliedmaßen hatten, zunächst nur ein autonomes Nervensystem gegeben. Später haben sich dann die Gliedmaßen entwickelt, die sich „dazwischen geschoben" haben (Abb. 6.5). Die betroffenen Segmente wurden dann für die Funktionen an den Gliedmaßen „geopfert" (Bild rechts).

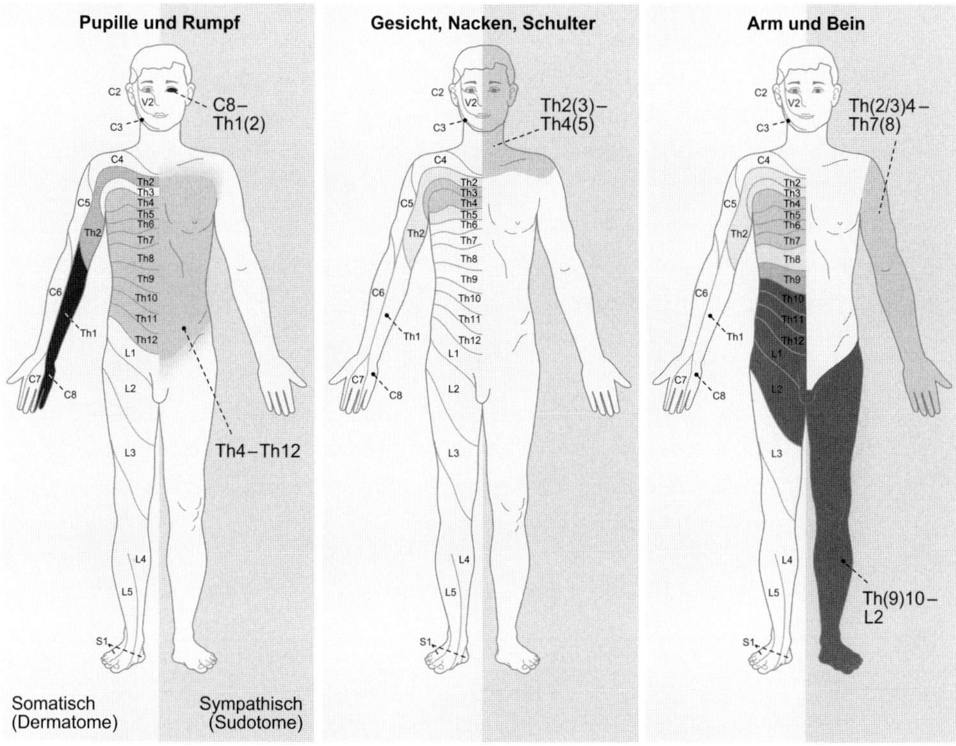

Abb. 6.6 Diskrepanz zwischen der somatischen und sympathischen Innervation, gezeigt an der segmentalen Innervation der Schweißdrüsen. Gemeinsame Segmente sind mit unterschiedlichen Schattierungen gekennzeichnet. (frei nach Mumenthaler und Schliack, 1977; Johnson und Spalding, 1974)

Was sehen wir in Abbildung 6.6: Auf der rechten Körperseite (in den Abbildungen links) ist die somatische Innervation durch die Dermatome, auf der linken Körperseite (in den Abbildungen rechts), ist die sympathische segmentale Innervation anhand der Schweisssekretion (Sudotome) angegeben. Die Diskrepanz zwischen Dermatomen und „Sudotomen“ ist deutlich zu erkennen.

Links: Ein Symptom am Unterarm (z. B. Schmerz oder Hypertonus) kann mit einer vergrößerten Pupille einhergehen (gemeinsame Segmente C8/Th1).

Mitte: Ein Symptom im Bereich der Brust (z. B. Schmerz) kann mit sympathischen Reizphänomenen im Bereich von Gesicht, Nacken und Schultern einhergehen (gemeinsame Segmente (Th2–Th4).

Rechts: Symptome im Bereich von Leiste und unterem Rücken (Schmerz, Muskelverspannung) können einhergehen mit sympathischen Phänomenen an Bein und Fuß (z. B. kalte Füße durch verminderte Durchblutung aufgrund einer Vasokonstriktion).

Kurz: Somatische und sympathische Symptome können unterschiedliche Lokalisationen haben.

Abbildung 6.6 macht also deutlich, dass es eine Diskrepanz zwischen den Dermatomen und der sympathischen Innervation (in diesem Fall der Schweißdrüsen: Sudotome) gibt. Tabelle 6.1 zeigt detailliert die Unterschiede zwischen somatischer, sympathischer und parasympathischer Innervation.

In Kapitel 8 wird die Innervation bei jedem einzelnen Organ besprochen. Bei der Interpretation der Innervationsschemata und -tabellen muss bedacht werden, dass die Angaben nicht als absolut gedeutet werden sollten. Aus den Dermatomkarten in Kapitel 4 wird bereits ersichtlich, dass große Unterschiede bestehen können. In Abbildung 6.6 ist ebenfalls zu sehen, dass die sympathische segmentale Innervation kaum präzise darzustellen ist. Wenn man von einem „Sympathikotom" spricht, muss man dieses verstehen als große Körperbereiche, die sich sehr stark überlappen.

Tabelle 6.1 Unterschiede zwischen somatischer, sympathischer und parasympathischer Innervation.

Körperareal	somatisch	sympathisch	parasympathisch
Pupille	-	C8–Th1(2)	III. Hirnnerv
Gesicht	V. und VII. Hirnnerv	Th(2)3–Th4(5)	VII, IX und X. Hirnnerv
Kopf (inkl. Hirnhäute)	C2–C3	Th(2)3–Th4(5)	-
Arm	C5–Th2	Th(2,3)4–Th7(8)	-
Bein	L2–S2	Th(9)10–L2	-
Brust- und Bauchorgane	-	(C8)Th1–L2	X. Hirnnerv
Beckenorgane	-	Th8–L2	S2–S4
Rumpfwand inkl. Rücken	C1–S5	Th4–Th12	-

Reflexbeziehungen innerhalb eines Segments 7

Zusammenfassung

Wie gesagt: Somatisches und autonomes Nervensystem sind eigentlich nicht zu trennen. Dies zeigt sich auch auf segmentalem Reflexniveau: viszero-somatische und somato-viszerale Reflexe sind Realität. Diese Reflexe können eine wichtige diagnostische und therapeutische Bedeutung erlangen. Wissenschaftliche Untersuchungen dieser Reflexe sind rar. Viszero-somatische Reflexe können bei Stimulationstherapien eine Rolle spielen. Die Frage ist, inwiefern diese segmentalen Reflexe isoliert aktiviert werden können; wahrscheinlich sind in gewissem Maß auch Hirnprozesse involviert.

7.1 Reflex-Interaktion zwischen Organen und Körperoberfläche

Es wurde bereits erwähnt, dass das somatische und das autonome Nervensystem funktionell nicht voneinander getrennt werden können. Dies äußert sich u. a. in der Interaktion zwischen Reflexen auf segmentaler Ebene. Über diese Wechselwirkung zwischen somatischem und autonomem Nervensystem ist in der Literatur leider kaum etwas zu finden. Außer den bereits im Kapitel 5 erwähnten somatischen und autonomen Reflexverbindungen können folgende drei Kategorien unterschieden werden (Abb. 7.1).

- *Der Zustand der inneren Organe äußert sich an der Körperoberfläche (Haut, Bindegewebe, Muskeln etc.):* Es handelt sich dabei um viszerosomatische und viszero-sympathische Reflexe (wenn die Haut mit einbezogen ist, kann man analog von viszero-kutanen Reflexen sprechen). Auch übertragener Schmerz („referred pain") kann (obwohl es sich dabei im Prinzip nicht um Reflexe handelt) zu dieser Kategorie gezählt werden. Diese Phänomene haben vor allem eine diagnostische Bedeutung.
  Beispiele: weite Pupille links bei Herzerkrankungen, kalte Füße bei Erkrankungen der Beckenorgane, Abwehrspannung bei Appendizitis, Schmerz und erhöhte Muskelanspannung am Rücken bei Erkrankungen innerer Organe.
- *Reizung der Körperoberfläche beeinflusst die Funktion innerer Organe:* Behandlungsformen wie Massage, Akupunktur, Dry Needling, manuelle Therapie, Osteopathie, transkutane elektrische Nervenstimulation (TENS) etc. können auf diese Weise wirken. Es handelt sich dabei um somato-viszerale Reflexe (auch somato-autonome oder – wenn der Reiz an der Haut eintrifft – kuto-viszerale Reflexe). Einige der über Generationen hinweg überlieferten Formen von Massage (z. B. das Reiben zur Förderung der Verdauung beim Kind) könnten auf dieser Art von Reflexen beruhen. Der Effekt kann zustande kommen über sympathische oder parasympathische Fasern (z. B. Blutgefäße bzw. Harnblase).
  Beispiele: Einfluss von TENS auf die Kontraktion des Magens und des Ösophagussphinkters (Camilleri et al. 1985, Chang et al. 1996), Einfluss einer Reizung der Haut auf Miktion, Erektion durch Reizen erogener Zonen. Die Bedeutung dieser Interaktionswege ist vor allem therapeutischer Art.

7

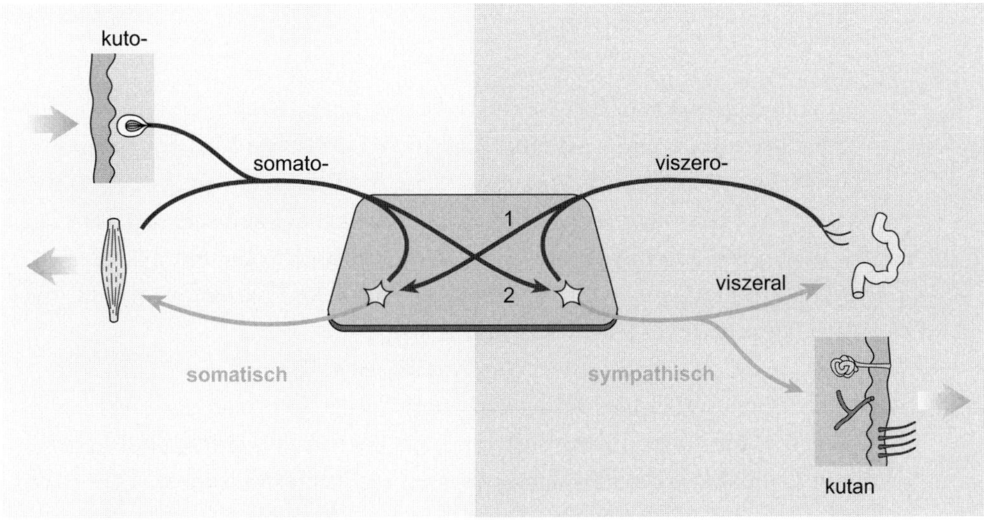

Abb. 7.1 Interaktionen zwischen somatischen und autonomen Reflexen.
1 Viszero-somatischer Reflexweg: Reize aus den inneren Organen stimulieren die Motoneurone der quergestreiften Muskulatur (Hypertonus); diagnostische Bedeutung.
2 Somato-viszeraler Reflexweg: Reize an der Körperoberfläche beeinflussen die inneren Organe; therapeutische Bedeutung.
Zusätzlich ist der viszero-sympathische (oder viszero-kutane) Reflexweg dargestellt (Einfluss auf Vaso-, Sudo- und Pilomotorik): diagnostische Bedeutung.

- *Reizung eines Organs beeinflusst die Funktion eines anderen:* Dies betrifft Organe, die zum gleichen Segment gehören. Es handelt sich dabei um viszero-viszerale Reflexe, auch *Organreflexe* genannt. Die beginnende Störung eines Organs (z. B. Appendizitis) kann sich über diese Reflexe in Form einer Funktionsstörung eines anderen Organs (z. B. verändertes Miktionsmuster) äußern. Über Reflexketten werden weitere Organe in eine Dysfunktion mit hineingezogen. Die Kenntnis dieser zuletzt genannten Reflexe ist wichtig, weil die Diagnose ansonsten zu diagnostischen Irrwegen führen kann.

Die Definition dieser Reflexverbindungen wurde wegen der künstlichen Trennung in autonomes und somatisches Nervensystem notwendig. In Wirklichkeit sind diese Systeme nie getrennt gewesen (Brooks, 1983). Wie gesagt, diese Reflexe sind eine Tatsache.

7.2 Links-Rechts

Im vorangegangenen Text wurde von einer Links-Rechts-Unterscheidung abgesehen. Aber die Praxis lehrt, dass sich segmentale Manifestationen eines Organs auf einer bevorzugten Seite manifestieren, zum Beispiel projiziert das Herz mehr auf der linken, Leber und Gallenblase mehr auf der rechten Seite. Dies ist jedoch nicht in Blei gegossen: Bei Herz-Kreislauf-Erkrankungen kann es auch auf der rechten Seite Phänomene geben. Bei der Diagnose muss man vorsichtig sein!

Was den therapeutischen Weg betrifft, ist viel weniger bekannt. Offensichtlich gibt es hier auch bevorzugte Wege: Will man das Herz beeinflussen, dann sollte die Stimulation links bevorzugt werden, sind Leber oder Gallenblase das Ziel, ist stattdessen rechts zu stimulieren. Dies bleibt jedoch spekulativ und sollte durch weitere Untersuchungen bestimmt werden. Bei der TMD (temporo-mandibuläre Dysfunktion) scheint eine Vibration am Kiefergelenk Schmerzen zu lindern. Diese Studie zeigte, dass die Vibration auf der anderen Seite gleich wirksam ist (Roy et al., 2003). Vielleicht ist dies ein wichtiger Befund: Wenn dies zutrifft, kann die Stimulation (manuell, TENS, Akupunktur, Nadeln usw.) auch auf der anderen Seite gegeben werden. Dies kann eine Option für Schmerzsyndrome sein, bei denen der schmerzhafte Körperteil überempfindlich auf Stimulation reagiert (Allodynie, z. B. bei CRPS).

7.3 Wissenschaft?

Gibt es Beweise für diese Reflexwege? Es gibt nur wenig wissenschaftliche Forschung. In den renommierten neurowissenschaftlichen Zeitschriften ist nichts darüber zu finden. Warum? Ist die Qualität der Studien suboptimal oder gibt es kein Interesse an diesem Thema? Letzteres scheint am wahrscheinlichsten. Denken Sie daran, dass in der Neurowissenschaft viele wichtige Themen jahrelang vernachlässigt oder ignoriert wurden: Plastizität war vor 1980 keine Option, die Neubildung von Neuronen (Neurogenese) wurde nicht für möglich gehalten, Wiederherstellung nach Hirnschädigung war ein romantisches Ideal.

Ist dies auch bei den Segmentreflexwegen der Fall? Die wenigen neurophysiologischen Untersuchungen zeigen deutlich, dass eine ausgedehnte Interaktion auf Rückenmarksebene stattfinden kann: Segmentreflexe sind

Realität. Sato et al. (verschiedene Veröffentlichungen: 1987, 1995) untersuchten diese Reflexe bei anästhesierten Tieren. Es zeigte sich, dass eine Stimulation der Körperoberfläche eine Organfunktion beeinflussen kann und umgekehrt. Bei diesen Experimenten ist das Gehirn jedoch inaktiv. Es stellt sich daher die Frage, ob diese Befunde auf den Menschen übertragen werden können: Beim wachen Menschen werden therapeutische Reize das Gehirn erreichen und bewusst wahrgenommen. Dadurch können zahlreiche Mechanismen initiiert werden, z. B. absteigende schmerzlindernde Systeme, Placebo-Effekt. Segmentale Wege weren daher wahrscheinlich nicht selektiv aktiviert, sondern in Kombination mit anderen Mechanismen (Camilleri et al. 1984, Pollard 2004) (siehe Kapitel 9). Aber die Akzente können variieren. Bereits um 1900 deutete MacKenzie an, dass die segmentalen Reflexe in einem frühen Krankheitsprozess eine Rolle spielen. Dies wurde später von Hansen und Schliack (1962) bestätigt. Die wissenschaftliche Erforschung früher Symptome bei Organerkrankungen könnte hier nützlich sein, fehlt aber leider.

Viele Therapeuten (Manualtherapeuten, Akupunkteure, Osteopathen etc.) behaupten, dass diese Reflexe eine Rolle bei der Erzielung der Therapieeffekte spielen. Obwohl viele praktische Erfahrungen verfügbar sind, gibt es zwei große Herausforderungen für die Wissenschaft:

1. Können die Effekte erhärtet werden?
2. Wenn ja, wie kommen diese Effekte zustande?

Vorerst scheint es sinnvoll, vorsichtig zu sein.

Ein relativ neues und wichtiges Konzept in der Neurowissenschaft ist die Sensibilisierung. Im Falle einer Verletzung, Entzündung oder Störung eines Organs werden die innervierenden Afferenzen empfindlicher: periphere Sensibilisierung, der Alarm wird verstärkt, der Input zum Rückenmark nimmt zu. Auch nachgeschaltete Hinterhornneuronen werden sensibilisiert: *zentrale Sensibilisierung*. Woolf (2010) gibt einen guten Überblick über die Sensibilisierung und stellt eine Beziehung zu verschiedenen Schmerzsyndromen her. Demnach ist unser Schmerzsystem plastisch. Diese plastischen Veränderungen können innerhalb einiger Minuten entstehen. Durch diese Sensibilisierungsprozesse werden die beschriebenen segmentalen Reflexwege wahrscheinlicher. Grund genug, diese Reflexe ernst zu nehmen.

7.4 Querschnittlähmung

Bei einer totalen Querschnittlähmung sind alle Reflexe (nach der spinalen Schockphase) unterhalb des Läsionsniveaus enthemmt. Die oben beschriebenen Reflexe können dann sehr ausgeprägt sein:

- Viszero-somatisch: Eine gefüllte Blase kann sich durch vermehrte Spastizität manifestieren, eine Blinddarmentzündung kann massive reflexive Aktivität verursachen.
- Somato-viszeral: Eine Hautverletzung oder ein Dekubitus können zu einer autonomen Hyperreflexie führen: plötzlicher Blutdruckanstieg durch Beschleunigung der Herzfrequenz und Vasokonstriktion. Stimulation von sakralen Hautbereichen kann die Miktion auslösen (Blasenkontrolle).

Der selektive segmentale Charakter dieser Reflexe wird jedoch von einer verstärkten Tendenz zur longitudinalen Ausdehnung der Rückenmarksaktivierung überschattet. Sobald die Stimulation eine bestimmte Grenze überschreitet, tritt massive Reflexaktivität auf.

Segmentale Diagnostik 8

Zusammenfassung
Segmentale Diagnostik beruht auf der Tatsache, dass sich der Zustand innerer Organe an der Körperoberfläche widerspiegelt. Es geht um einfache sichtbare und fühlbare Phänomene, die in drei Kategorien einzuteilen sind: Schmerz, Hypertonus und sympathische Phänomene. Die Schmerzzonen folgen – je nach Organ – typischen Mustern: Head-Zonen. Hypertone Zonen in Muskeln bilden ein frühes Symptom bei Organerkrankungen. Sympathische Phänomene haben oft eine andere Lokalisation als Muskel- oder Hautzonen. Es handelt sich um Veränderungen der Pupillengröße, vasomotorische Phänomene, Schweißsekretion und Pilomotorik. Durch Anwendung der Seiten- und Segementregel kommt man zur sog. Segmentdiagnose. Betroffene Segmente gehören meist zu mehreren Organen: Kandidaten-Organe.

8.1 Einführung

Bei der segmentalen Diagnostik bedient man sich der Tatsache, dass Reize aus den inneren Organen auf unterschiedliche Art und Weise sich an der Körperoberfläche äußern können. Farbe, Temperatur, Konsistenz und Empfindlichkeit der Haut reflektieren den Zustand der inneren Organe. Das Prinzip der segmentalen Diagnostik kann an folgendem Beispiel erläutert werden. Man stelle sich vor, man möchte wissen, was in einem Haus vor sich geht, ohne in dieses hineinzugehen. Wie kann man vorgehen? Man kann sich sämtliche sichtbaren, hörbaren, spürbaren und messbaren Zeichen notieren, die von außen wahrnehmbar sind. Kommt z. B. Rauch aus dem Schornstein, könnte dies bedeuten, dass die Einwohner gefroren haben. Wenn diese Situation im Sommer stattfindet, könnte man vermuten, dass etwas verbrannt wird. Wenn plötzlich ein Baum in der Nähe beleuchtet wird, könnte das verraten, dass es Menschen in dem Haus gibt. Zusammengefasst kann gesagt werden, dass ein wahrgenommenes Zeichen keine absolute Bedeutung hat, sondern immer im Kontext interpretiert werden muss. Um gesicherte Aussagen über das Haus zu erhalten, müsste man diese Zeichen systematisch erfassen.

- Wie oft werden Postpakete geliefert? Welche Abmessung haben sie? Welche Form haben sie?
- Das Öffnen und Schließen der Vorhänge, das An- und Ausschalten der Beleuchtung etc.
- Der Strom-, Wasser- und Gas-/Ölverbrauch und die Zeiten, in denen der Verbrauch stattfindet, etc.
- Analyse der Zusammensetzung des Abwassers.
- Registrierung von Geräuschen.

Genauso kann man durch Observieren verschiedener Zeichen am Körper viel über den Zustand des „Verborgenen", der inneren Organe, erfahren: eine Art von Detektivarbeit. Die Wahrnehmung eines einzelnen segmentalen Zeichens hat dabei kaum Bedeutung, es geht v. a. um die Kombination, das ganze Bild. Auch ist es selten möglich, eine Abweichung einem bestimmten *Organ* zuzuschreiben. Man kann nur folgern, dass offensichtlich ein oder mehrere *Segmente* hyperaktiv sind. Das heißt, dass immer verschiedene Organe in Betracht kommen. Man spricht deshalb von der *Segmentdiagnose.* Die Innervation der verschiedenen Organe zeigt große Überlappungen, sodass einem Segment jeweils mehrere Organe zugeordnet werden können: „Verdachtsorgane", in denen eine Störung vorhanden sein könnte.

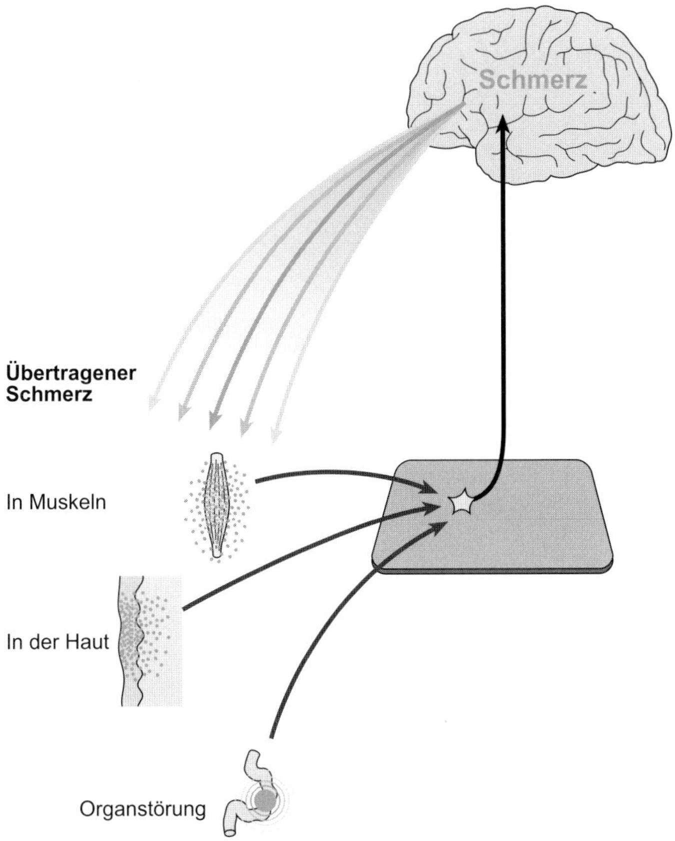

Abb. 8.1 Übertragener Schmerz (referred pain). Es besteht eine Organstörung als Reizquelle. Fasern von inneren Organen und von Haut und/oder der Muskeln konvergieren in ein Rückenmarkssegment auf ein gemeinsames aufsteigendes Neuron. Die ausgelöste Schmerzempfindung (im Gehirn) wird auf einen Haut- oder Muskelbereich (Dermatom, Myotom) projiziert, der segmental der Innervation des inneren Organs entspricht (Konvergenz-Projektions-Theorie).

Bei der Entstehung von segmentalen Phänomenen können zwei Mechanismen unterschieden werden: Interferenz und Reflexe.

Interferenz: Reize aus den inneren Organen interferieren mit Reizen aus anderen Körperbereichen, die in dasselbe Segment gelangen. Fasern aus den inneren Organen („Viszerotom") und Fasern aus der Haut oder der Muskulatur (Dermatom oder Myotom) *konvergieren* auf das gleiche Rückenmarkssegment (Abb. 8.1) (s. auch Garrison et al., 1992; Foreman, 1996; u. a.). Dieser Vorgang erklärt das Phänomen des sog. übertragenen – eigentlich: falsch platzierten – Schmerzes (referred pain): der

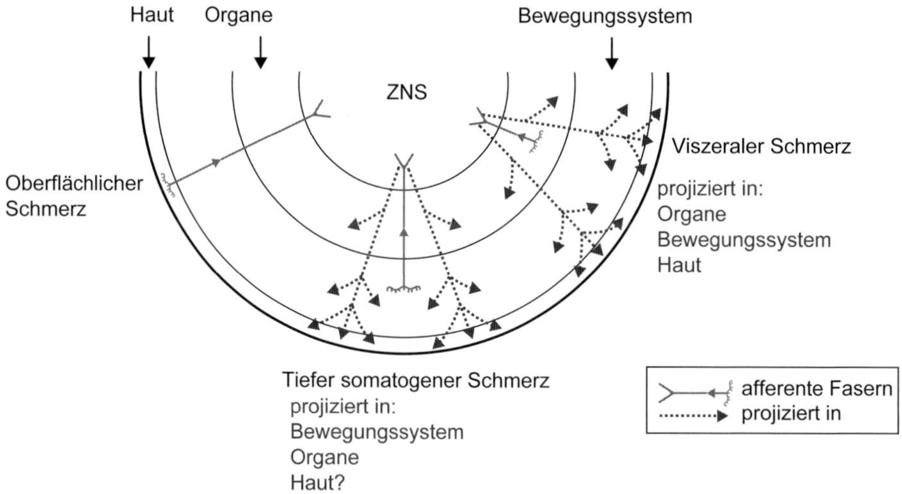

Abb. 8.2 Projektionsmuster bei referred Pain. Oben: falsch platzierter Schmerz (referred Pain) tritt bei Reizung von tiefer gelegenen Strukturen auf (gestrichelte Linien) (Jänig 2014).

8

Patient empfindet Schmerzen in Muskelbereichen und Hautarealen, die zum „überreizten" Segment gehören. Das Gehirn interpretiert die afferenten Reize „falsch" und projiziert den wahrgenommenen Schmerz in den dazugehörigen Haut- oder Muskelbereich, also eigentlich „am falschen Ort". Man bezeichnet diesen Vorgang auch als *Konvergenz-Projektions-Theorie,* die ursprünglich von Head (1893) und MacKenzie (1893 und 1907) formuliert, später durch mehrere Autoren bestätigt wurde (Procacci und Maresca 1999, van Cranenburgh 2014). Referred Pain entsteht vor allem bei Reizung von tief gelegenen Strukturen (Organen, Bewegungssystem). Abb. 8.2 zeigt die möglichen Projektionsmuster: Referred pain entsteht vor allem bei Reizung von tief gelegenen Strukturen (Organe, Bewegungssystem). Schmerz ist per definitionem eine subjektive Wahrnehmung. Hierfür ist das Gehirn erforderlich. Mit Nachdruck sei festgestellt, dass das Phänomen Referred pain nicht auf Reflexen beruht: Es gehen keine Impulse zu den schmerzhaften Bereichen. Eine Nerven- oder Plexusblockade des linken Arms kann den ausstrahlenden Schmerz bei Angina pectoris nicht zum Verschwinden bringen. Dies ist auch auch sehr deutlich bei Patienten mit Angina pectoris zu beobachten, die (aus welchen Gründen auch immer) eine Amputation des linken Arm erfahren haben. Der ausstrahlende Schmerz bei einem Anfall wird nur im linken Phantomarm gefühlt!

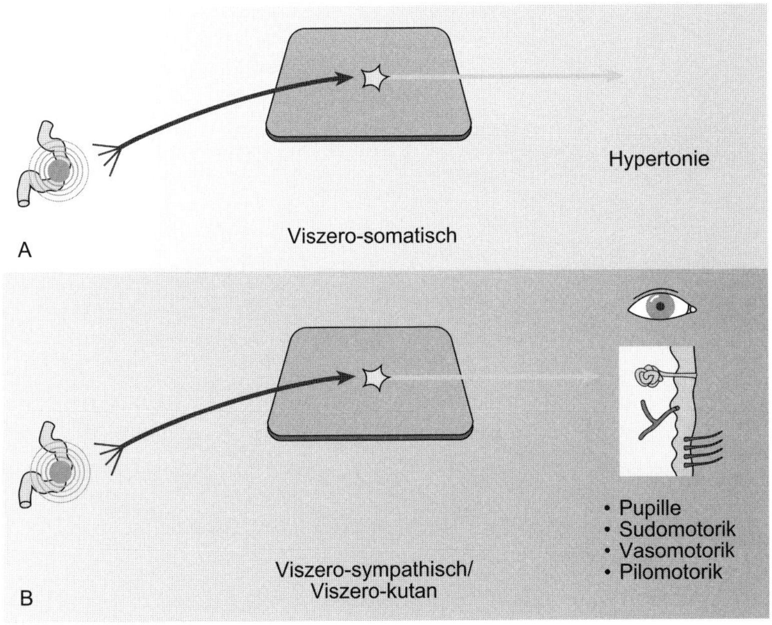

Abb. 8.3 Viszero-somatische und viszero-sympathische Reflexe.
A Viszero-somatischer Reflex: Impulse aus den inneren Organen verursachen hypertone Zonen im dazugehörenden Myotom (MacKenzie-Zone).
B Viszero-sympathischer (viszero-kutaner) Reflex. Impulse aus den inneren Organen stimulieren sympathische Neuronen im Seitenhorn. In den zugehörigen Körperbereichen entstehen sympathische Symptome (weite Pupille, erhöhte Schweißsekretion, Vasokonstriktion und Piloarrektion).

Reflexe: Wie in Kapitel 7 beschrieben, können Impulse aus den inneren Organen können über das Rückenmark oder über den Hirnstamm auch diverse Reflexe auslösen (Abb. 8.3). Diese Reflexe entstehen über:

- motorische Neuronen im Vorderhorn oder Hirnstamm (Alpha-Motoneurone): *viszero-somatische* oder *viszero-motorische* Reflexe. Zonen mit erhöhter Muskelspannung – hypertone Zonen – sind die Folge, z. B. Hypertonus im kaudalen Bereich des M. pectoralis bei Herzerkrankungen. Diese Muskelanspannung ist objektiv wahrnehmbar und kann (muss aber nicht) subjektiv erlebt werden;
- sympathische Neurone im Seitenhorn: *viszero-sympathische* Reflexe (auch viszero-*kutan*, weil der Effekt oft in der Haut wahrgenommen wird). Über den Grenzstrang und die peripheren Nerven oder die Blutgefäßwand erreichen die efferenten Fasern die Peripherie und lösen dort (an Blutgefäßen, Schweißdrüsen, Haarfollikeln, Pupillen, Trophik) sympathische Zeichen aus. Ein Beispiel ist die erweiterte Pupille bei

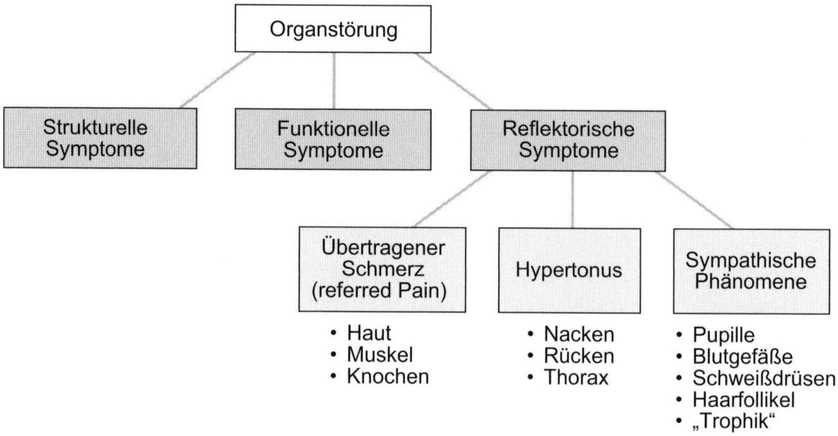

Abb. 8.4 Einteilung der Symptome bei einer Organstörung (nach MacKenzie).

Herzerkrankungen. Diese Phänomene sind objektiv wahrnehmbar und werden oft auch subjektiv erlebt (z. B. kalte Füße).

8

Für das Zustandekommen dieser Reflexe ist das Gehirn nicht notwendig, jedoch für die eventuelle subjektive Empfindung. Bei einer Querschnittlähmung sind diese Reflexe unterhalb des Niveaus der Läsion deutlich (s. Kapitel 7).

Es wird nun klar, dass das Phänomen „übertragener Schmerz" (referred pain) nicht durch Reflexwirkung entsteht. Die ursprüngliche Bezeichnung „Reflexsymptom" von MacKenzie ist irreführend und muss deshalb aufgefasst werden als „reflektorisch" im Sinne von „widerspiegelnd". Um Verwirrung zu verhindern wäre es besser, von „segmentalen Symptomen" zu sprechen.

Aufgrund der oben beschriebenen Entstehungsweise können die segmentalen Symptome in *drei Kategorien* eingeteilt werden:

- übertragener Schmerz (referred pain) und verwandte Symptome wie Hyperalgesie und Hyperästhesie (referred sensations);
- Hypertonus;
- sympathische Phänomene.

Diese Symptome sollten im breiteren Rahmen der klinischen Symptome nach MacKenzie gesehen werden (Abb. 8.4).

In den nächsten drei Abschnitten werden diese drei Kategorien der segmentalen Symptome besprochen.

8.2 Schmerz

8.2.1 Die Komplexität viszeraler Schmerzen

Im Jahr 1995 erschien das Buch „Pain and Suffering" von William Livingston, einem bedeutenden Pionier in der Schmerzforschung. Das Buch wurde schon 1966 geschrieben, blieb dann aber unbeachtet. Es enthält eine Sammlung äußerst lehrreicher Abhandlungen, unter anderem über viszerale Schmerzen. Livingston hatte verschiedene merkwürdige Phänomene bei viszeraler Empfindlichkeit und Schmerz beobachtet und sich über deren Entstehung Gedanken gemacht. Bei einer Bauchoperation kann ein Stück Darm durchgeschnitten werden, ohne dass der (wache) Patient dabei etwas spürt. Auf der anderen Seite kann Schmerz bei einer akuten Organstörung („akuter Bauch") das vorherrschende Symptom sein. Viszerale Schmerzen können ihren Ursprung in den Thorax-, Bauch- und Beckenorganen haben.

Wenn bei einer Störung eines inneren Organs der Schmerz das vorherrschende Symptom ist, stellt sich die Frage, ob man durch präzise Analyse der Schmerzart und -lokalisation feststellen kann, um welches Organ es sich dabei handelt. In einer Publikation der IASP (International Association for the Study of Pain) wird die Komplexität viszeraler Schmerzen erläutert (Gebhart, 1995). Auch Jänig (2014) beschreibt in einem Übersichtsartikel die Komplexität von viszeralem Schmerz. In dem informativen Buch „Visceral Pain" betont Giamberardino (2009) das häufige Vorkommen von unverstandenen viszeralen Schmerzen (z.B. Bauchschmerzen) und beschreibt die verschiedenen Formen von viszeralem Schmerz, referred pain und Hyperalgesie.

Schmerzen infolge einer Störung eines inneren Organs können, bedingt durch verschiedene physiologische Faktoren, unterschiedlicher Art sein. Ruch (1979) gibt eine sinnvolle Einteilung in viszeralen, quasi-viszeralen und sekundären Schmerz (s. a. Schiffter, 1985). Die folgende Beschreibung der drei Komponenten von Schmerz basiert auf dieser Einteilung.

1. Der **viszerale Schmerz** hat seinen Ursprung im inneren Organ selbst.

- *Nichtübertragener viszeraler Schmerz* (unreferred visceral pain) oder splanchnischer Schmerz (u. a. auch der Bauchschmerz) ist ein diffuser, tief lokalisierter Schmerz innerhalb und in der Nähe des gestörten Organs. Die genaue Lokalisation ist oft schwierig anzugeben. Durch große

Überschneidungen bei der Innervation können sich verschiedene Organe auf dieselbe Schmerzzone projizieren. Dieser Schmerz geht oft einher mit heftigen emotionalen Reaktionen und zahlreichen autonomen Phänomenen (ohnmächtig werden, Herzklopfen etc.). Es kann eine sog. *viszerale Hyperalgesie* bestehen, das heißt, dass die normale Funktion des Organs mit Schmerz einhergehen kann: Passieren der Nahrung, Füllung der Blase.

- *Übertragener viszeraler Schmerz* (referred visceral pain) ist die Folge von Erregungen, die im Organ entstehen und über Afferenzen das Rückenmark erreichen. Der Schmerz wird an der Körperoberfläche in den Dermatomen und/oder Myotomen, die den hyperaktiven Rückenmarkssegmenten entsprechen, empfunden. Dieser Schmerz hat einen anderen Charakter als der viszerale Schmerz: er ist genauer lokalisiert, wirkt eher wie ein Schmerz aufgrund von Gewebeschädigung und ist nicht so stark emotional gefärbt. Ein Beispiel ist der Schmerz im Bereich der Thoraxwand und des ulnaren Unterarms links bei Angina pectoris.

2. Der **quasi-viszerale Schmerz** entsteht nicht im inneren Organ selbst, sondern durch Reizung der Organhülle oder Körperwand („parietal“).
   - *Nichtübertragener parietaler Schmerz* (unreferred parietal pain): Der Schmerz wird an der Körperwand am Ort der Reizung wahrgenommen.
   - *Übertragener parietaler Schmerz* (referred parietal pain): Reize aus den peripheren Anteilen des Diaphragmas (Innervation durch Interkostalnerven) werden auf Zonen am Rumpf projiziert (die korrespondierenden Dermatome oder Myotome). Reize aus dem zentralen Anteil (Centrum tendineum) des Diaphragmas, aus dem Peritoneum und aus anderen Hüllen (z. B. Perikard, Pleura) werden über den N. phrenicus auf Schulter und Nacken projiziert (C2–C4).

3. **Sekundäre Ursachen:** Über Reflexe können hypertone Zonen entstehen. Die angespannten Muskeln können dann schmerzhaft werden. Sympathische Reflexe können Ischämie durch Vasokonstriktion verursachen. Dies kann auch als Schmerz empfunden werden.

Schmerzen bei Störungen eines inneren Organs kommen also an *mehreren Lokalisationen* zum Ausdruck, in Abhängigkeit von der afferenten Innervation und den gereizten Strukturen. Der diffuse Charakter von viszeralen Schmerzen ist darauf zurückzuführen, dass die Organe – anders als die Haut oder das Bewegungssystem – eine viel geringere Innervationsdichte aufweisen. Außerdem verzweigen sich die viszero-afferenten Fasern sehr stark im Rückenmark. Neben übertragenem Schmerz spiegeln auch andere sensible Symptome eine Organstörung wider: Wir haben bereits erwähnt, dass der Darm zusätzlich zu „spontanen" Schmerzen auch überempfindlich werden kann *(viszerale Hyperalgesie)*, was dazu führen kann, dass die normale Funktion schmerzhaft wird. Dieses Phänomen kann durch mehrere Faktoren erklärt werden: Sogenannte „stille Rezeptoren" im Organ werden aktiviert und die innervierenden viszero-afferenten Fasern sensibilisieren auch die Empfängerneuronen im Hinterhorn des Rückenmarks (periphere und zentrale Sensibilisierung).

8.2.2 Referred pain

Beim übertragenen Schmerz handelt es sich im Grunde um spontanen Schmerz, aber es kann ebenso Überempfindlichkeit entstehen: *hyperalgetische Zonen.* Im Extremfall kann sogar *Allodynie* auftreten (normalerweise nicht-schmerzhafte Reize werden als schmerzhaft und unangenehm empfunden). Hierbei können die Patienten ein Kribbeln wahrnehmen oder empfinden diese Hautareale als „anders". Der Schmerz oder die Hyperalgesie sind im Dermatom oder Myotom lokalisisert, die zum hyperaktivem Segment gehören, d. h. sowohl Hautareale als auch Teile der Muskulatur können als Manifestation einer Organstörung überempfindlich werden.

Henry Head (um 1900), einer der Vorreiter der Neurologie, beschrieb vor allem diese hyperalgetischen Hautzonen, die nach ihm als *Head-Zonen* benannt sind (Abb. 8.5). Es gibt verschiedene Aspekte der Lokalisation und Ausdehnung dieser Zonen:

- Die Zone stimmt nicht mit dem Innervationsgebiet des peripheren Nervs überein.
- Die Zone entspricht dem Dermatom. Das ganze Dermatom kann schmerzhaft bzw. hyperalgetisch sein oder es liegen ein oder mehr stark überempfindliche Zentren innerhalb des Dermatoms vor, die sog. *Maximalpunkte* oder *Maximalzonen* (s. Abb. 8.6).
- Aufgrund einer longitudinalen Ausdehnung der Aktivität im Rückenmark kann die diskrete Lokalisation verloren gehen; großflächige Hautareale oder sogar eine ganze Körperseite können schmerzhaft werden. Auch kann der Schmerz auf die andere Körperseite „gespiegelt" werden oder beidseitig auftreten, wie dies mitunter beim CRPS (Complex Regional Pain Syndrome, komplexes regionales Schmerzsyndrom, früher Reflexdystrophie) beobachtet werden kann.

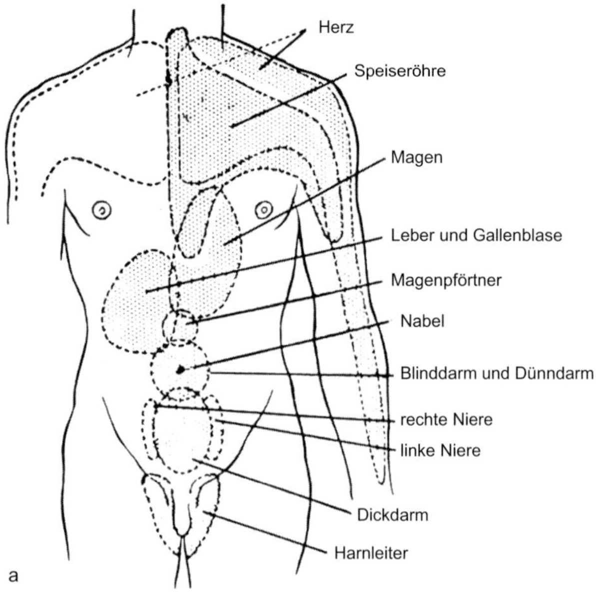

a

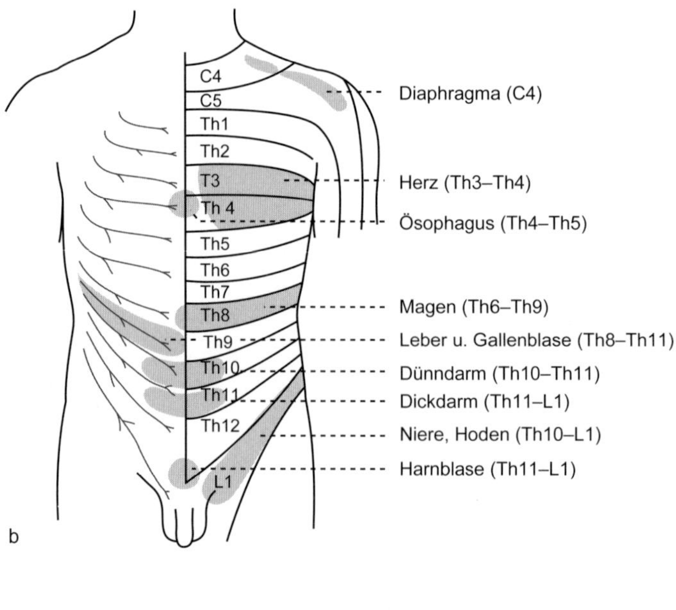

b

Abb. 8.5 Wiedergabe der Head-Zonen durch verschiedene Autoren. a) aus dem Physiologiebuch von Guyton (1971); b) aus dem Neurologiebuch von Duus (2001); c) Wikipedia; d) www.medizininfo.de. Über die genaue Größe und Lage der Zonen gibt es offenbar keine Übereinstimmung.

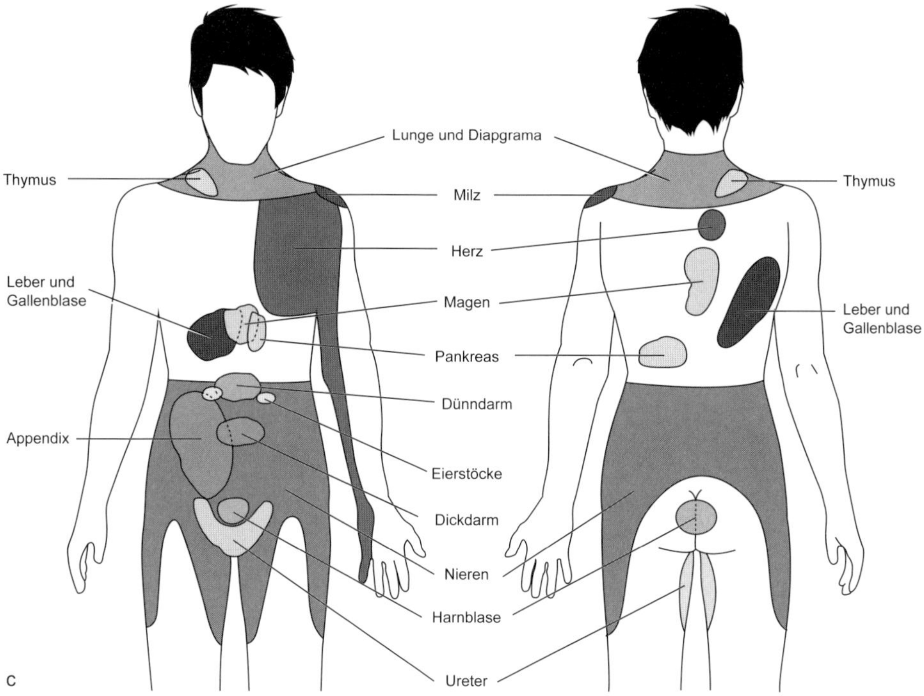
Lunge und Diapgrama
Thymus
Milz
Thymus
Herz
Leber und Gallenblase
Magen
Leber und Gallenblase
Pankreas
Dünndarm
Appendix
Eierstöcke
Dickdarm
Nieren
Harnblase
Ureter

c

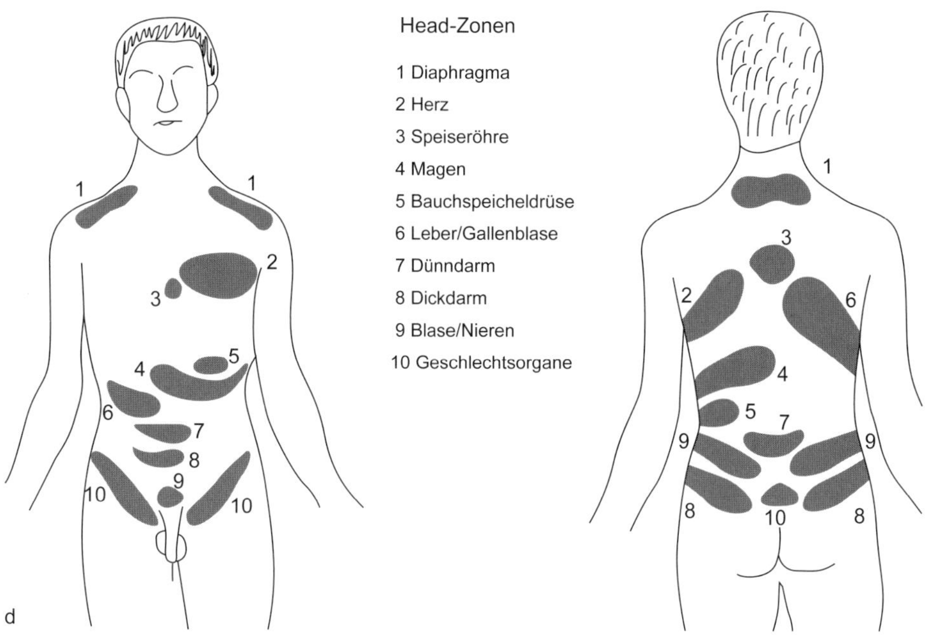
Head-Zonen
1 Diaphragma
2 Herz
3 Speiseröhre
4 Magen
5 Bauchspeicheldrüse
6 Leber/Gallenblase
7 Dünndarm
8 Dickdarm
9 Blase/Nieren
10 Geschlechtsorgane

d

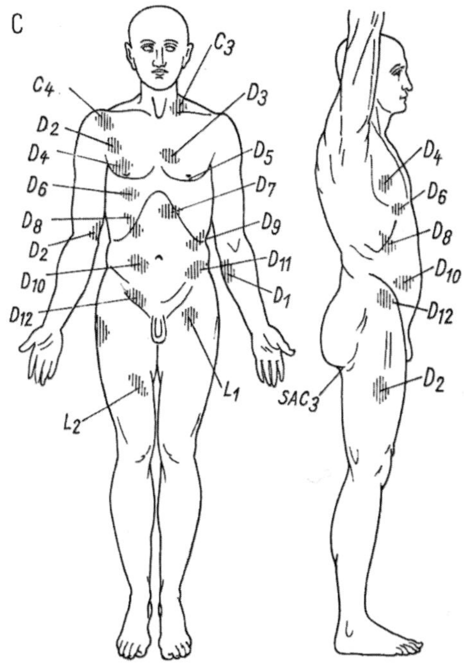

Abb. 8.6 Maximalzonen nach Head. Bei Organerkrankungen können in den korresondierenden Dermatomen Zonen von maximaler Überempfindlichkeit entstehen.

8

Die Abbildungen 8.5 a–d zeigen die Wiedergabe der Head-Zonen durch andere Autoren. Handelt es sich um unterschiedliche Meinungen oder sind die Unterschiede auf mangelnde Sorgfalt zurückzuführen?

Abb. 8.5a und b: Die Zonen werden nur an der Vorderseite angezeigt. Das birgt natürlich die Gefahr zu denken, dass die Head-Zonen lediglich an der Vorderseite vorkommen. Die Unterschiede in den ausgewiesenen Bereich sind groß, siehe z. B. die Gebiete von Ösophagus, Magen, Herz und Nieren.

Abb. 8.5c und d: Die Zonen sind an der Vorder- und Rückseite angegeben. Rückenschmerzen in bestimmten Zonen können daher mit Störungen innerer Organe in Verbindung stehen. Die Bereiche sind jedoch sehr unterschiedlich, z. B. für Magen und Nieren.

Die genauere Untersuchung lehrt, dass diese Illustrationen zwar irgendwie auf den Karten von Head beruhen, jedoch durch wechselnde und unsorgfältige Reproduktion immer wieder verändert wurden (Henke und Beissner 2011). Zonen mit übertragenem Schmerz werden meistens ventral beschrieben und dar-

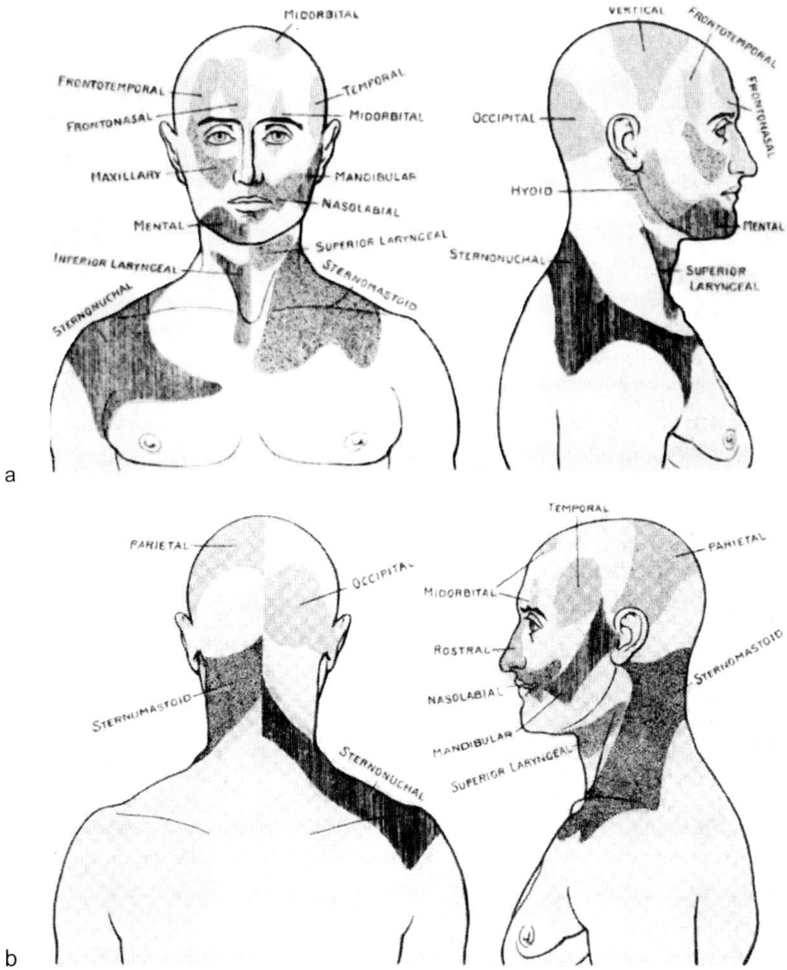

Abb. 8.7 Schmerzzonen nach Head im Bereich von Kopf, Hals und Gesicht (Hansen und Schliack 1962).

gestellt. Man muss sich aber im Klaren darüber sein, dass übertragener Schmerz auch dorsal projiziert werden kann (in den Teil des Dermatoms, der vom dorsalen Ast des Spinalnervs innerviert wird); auch Kopf-, Nacken- und Rückenschmerzen können als übertragener Schmerz „gedeutet" werden (s. Abb. 8.7. und 8.8).

Die Sensibilisierung von Hinterhornneuronen zeigt, dass ein normaler, relativ niedriger Reiz von der Peripherie bereits zu einer Aktivierung führen kann. Dies macht es verständlich, dass eine Anästhesie schmerzhafter Hautareale (z. B. mit Procain) manchmal zu einer Verringerung

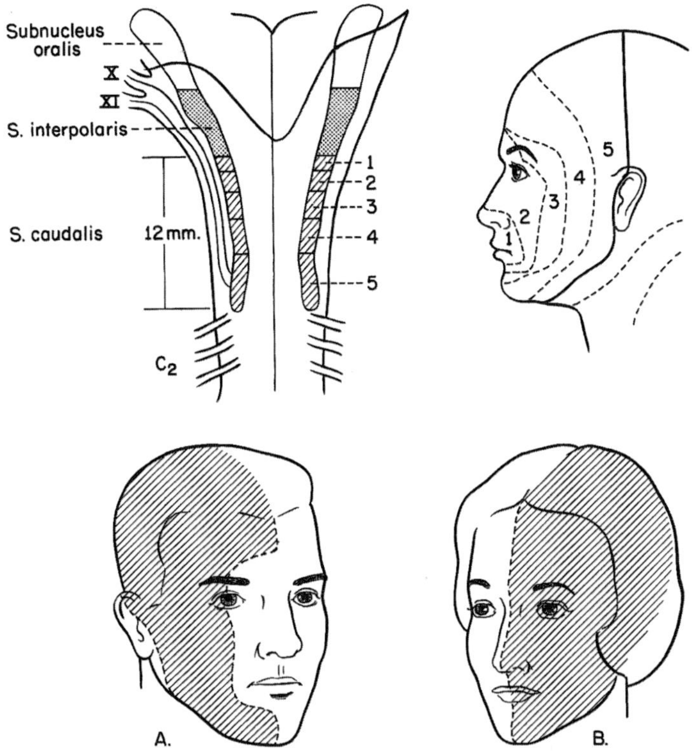

Abb. 8.8 Vertikale Anordnung im spinalen Trigeminuskern. Die Ebenen im Trigeminuskern entsprechen den konzentrischen Zonen im Gesicht.

oder Beseitigung von Schmerzen führt. Offensichtlich wurden Anreize aus dem gestörten Organ und Reize aus dem normalen Hautbereich auf Hinterhornniveau zusammengeführt (Summation). Zusammen leiten diese Reize einen intensiven Reizstrom zum Gehirn weiter, der dort als Schmerz interpretiert wird. Wenn eine Komponente dieses Reizstroms entfällt, z. B. der Anteil der Hautreize, vermindert sich der Schmerz oder verschwindet. Therapie am „falschen" Ort kann also effektiv sein! Mitunter reicht der Reizstrom aus dem gestörten Organ allein schon aus, um Schmerzen auszulösen; eine Anästhesie im schmerzhaften Hautareal hat dann eine viel geringere Wirkung. Damit kann vielleicht die individuell unterschiedliche Wirkung einer lokalen Anästhesie erklärt werden.

Wong und Mayer (2006) reizten das Colon an verschiedenen Orten mittels eingebrachtem aufblasbarem Ballon. Sie zeigten, dass die Referred-Pain-Muster bei Menschen mit IBS (irritable bowel syndrome) viel ausgebreiteter waren als bei gesunden Menschen: Es gab diverse Zonen an der Bauchwand und am Rücken. Auch hier spielen wahrscheinlich periphere und zentrale Sensibilisierungsprozesse eine Rolle.

Übertragener Schmerz ist ein subjektives Phänomen: Der Patient „spürt" den Schmerz und sagt wie und wo. Eine Head-Zone ist also im Prinzip *nicht sichtbar*! Um mehr über den Schmerz zu erfahren, wird der Patient gebeten, die Art und Lokalisation des Schmerzes so genau wie möglich zu beschreiben. Für die Analyse segmentaler Phänomene ist dann eine sorgfältige „Schmerzanamnese" von großer Bedeutung. Auch beim Aufspüren überempfindlicher Zonen mittels Sensibilitätsuntersuchung sind gute Erklärungen, genaue Instruktionen und viel Geduld vonseiten des Untersuchers notwendige Bedingungen.

Als Folge der oben genannten anatomischen Verschiebungen während der embryonalen Entwicklung können Schmerzen an ungewöhnlichen und scheinbar unlogischen Lokalisationen entstehen. Der unerfahrene Untersucher, aber auch der Patient kann dadurch in die Irre geführt werden. Eine schmerzhafte „Frozen Shoulder" kann die Folge einer Leber- oder Gallenblasenstörung (rechts) oder einer Herzstörung (links) sein. Wenn man den verschiedenen Möglichkeiten systematisch nachgeht, können noch viel mehr Lokalisationen für die Schmerzen in Betracht kommen. Im Fall der Herzstörung (koronare Ischämie) wurde in Abbildung 6.2 bereits erwähnt, dass zahlreiche Segmente gereizt werden können: der Hirnstamm, C2–C4 und Th1–Th5. Neben dem nichtübertragenen Schmerz (der direkte Organschmerz und der direkte parietale Schmerz) kann der übertragene Schmerz deshalb – theoretisch – an folgenden Lokalisationen vorkommen:

- Gesicht (Projektion via N. vagus oder Hirnstamm);
- Hals, Unterkiefer, Hinterkopf (C2 und C3);
- linke Schulter (C4);
- Rücken zwischen den Schulterblättern;
- Sternum und einige Interkostalräume oder Rippen;
- linker Unterarm ulnar bis Kleinfinger.

Diese komplizierten „Schmerzmuster" kommen nicht nur bei Herzstörungen vor, sondern können im Prinzip bei jeder Organstörung entstehen. Es wurde bereits erwähnt, dass Schmerzen auch im zugehörigen Myotom entstehen können. Diese „Muskelzonen" wurden vor allem von MacKenzie beschrieben und gehen oft mit einem lokal erhöhten Muskeltonus einher (hypertone Zonen, s. nächster Abschnitt). Oft betrifft dies eine präzise umschriebene Stelle im Muskel, die vor allem auf Druck sehr schmerzhaft reagiert. Verschiedene Druckpunkte, die in der Chirurgie bekannt sind (McBurney-Punkt, Boas-Punkt etc.), stellen eigentlich hyperalgetische Muskelzonen dar. Die Tatsache, dass es Segmentphänomene gibt, wird in der heutigen Praxis leider häufig vergessen. In jedem Fall geht es darum zu erkennen, dass Schmerz oder eine schmerzhafte Zone in einem Muskel seinen Ursprung in einer Eingeweideerkrankung haben kann.

8.2.3 Rückenschmerzen als übertragener Schmerz?

Wie schon mehrmals betont, kann übertragener Schmerz auch am Rücken auftreten. Einige Karten der Head-Zonen zeigen dies auch deutlich an: zwischen den Schulterblättern bei Erkrankungen des Herzens, tief im Rücken bei Erkrankungen der Beckenorgane. Bajajet al. (2002) beobachteten Rückenschmerzen bei Wehen und bei Menstruation und konnten Rückenschmerzen experimentell durch Dehnung des Gebärmutterhalses (mittels Ballon) induzieren. Die klinischen Beispiele von Hansen und Schliack am Ende dieses Kapitels zeigen auch deutlich, dass Rückenschmerzen bei Störungen von inneren Organen auftreten. In den ‚offiziellen' medizinischen Lehrbüchern wird diese Möglichkeit als Ursache von Rückenschmerzen nicht oder kaum erwähnt. Ein bewusster oder blinder Fleck? Angesichts der Häufigkeit von Rückenschmerzen sollte dies jedoch berücksichtigt werden.

8.2.4 Kopfschmerzen als Übertragungsschmerz

Eine besondere Bedeutung im Rahmen der segmentalen Phänomene nehmen die Zonen von Kopf- und Gesichtsschmerzen ein, die bei Organstörungen vorkommen können. Diese Zonen wurden ursprünglich von Head beschrieben: Head-Zonen am „Kopf"! Vorkommen und Bedeutung dieser Kopfschmerzzonen wurden seitdem nie mehr systematisch untersucht. Weil Kopfschmerzen aber so oft und in so vielen unterschiedlichen Formen vorkommen, wäre eine Studie für die praktische Bedeutung gut durchführbar und könnte eventuell nützliche Informationen liefern. Über die Erklärung der Head-Zonen am Kopf besteht Uneinigkeit. Wenn man von der Annahme ausgeht, dass Kopfschmerzen durch segmentale Interaktionen ausgelöst werden, könnte jede afferente Projektion auf den Hirnstamm und/oder C2/C3 (d. h. Gesicht und/oder Hinterkopf) übertragene Schmerzen am Kopf auslösen. Weil sowohl der Trigeminuskern (Sensibilität Gesicht) als auch der Vaguskern (Afferenzen aus den inneren Organen) sehr lang gestreckt sind und sich bis in das Segment C3 erstrecken, besteht eine theoretische Möglichkeit für die Entstehung von Interaktionen: Das Hirn „verwechselt" Impulse aus dem N. vagus oder N. phrenicus mit Impulsaktivität aus dem N. trigeminus und aus den Wurzeln C2 und C3. Die vielen verschiedenen Lokalisationen von Kopfschmerzen werden u. a. mit der topographischen Organisation innerhalb der zervikalen Segmente und des Trigeminuskerns erklärt. Abb. 8.8 zeigt die vertikale Ordnung des spinalen Trigeminuskerns: Die Ordnung von unten nach oben (Nr. 5 bis 1 links) entspricht konzentrischen Ringen im Gesicht (Nr. 5 bis 1 rechts). Die Aktivierung einer bestimmten Ebene in diesem Trigeminuskern hängt daher mit einem bestimmten Schmerzgebiet im Gesicht zusammen. Ein Prozess, der von unten nach oben wächst, führt zunächst zu einem lateralen Sensibilitätsverlust. In einer späteren Phase sind auch die medialen Gesichtsteile (B) betroffen.

Eine ganz andere Erklärung für die Kopfschmerzzonen ist eine veränderte sympathische Aktivität. Die sympathische Innervation von Kopf und Gesicht entstammt den Segmenten C8–Th4 (Th5). Jede viszerale Aktivität, die in diesen Segmenten eintrifft, kann also – über die oben genannten viszero-sympathischen Reflexe – zu sympathischen Veränderungen am Kopf führen. Man kann dabei an Zonen von Vasokonstriktion denken, wodurch aufgrund von Ischämie Schmerz entsteht.

Tabelle 8.1 zeigt die ursprünglich von Head beschriebenen Beziehungen.

Tabelle 8.1 Schmerzzonen an Kopf und Hals (Head, in Hansen und Schliack, 1962).

Kopfschmerzzone	Herz Aorta Ventrikel	Vorhöfe	Lunge	Magen	Darm	Leber	Gallenblase	Hoden	Eierstock
rostral	•	–	(•)	?	–	–	–	–	–
frontonasal	•	–	•	•	–	•	–	–	–
mittelorbital	•	–	•	•	–	•	–	–	–
frontotemporal	•	•	•	?	–	–	–	–	–
temporal	–	•	•	•	?	•	•	–	–
vertikal	–	•	•	•	•	•	•	–	–
parietal	–	•	•	•	•	•	–	–	–
okzipital	–	–	–	–	•	•	–	•	•

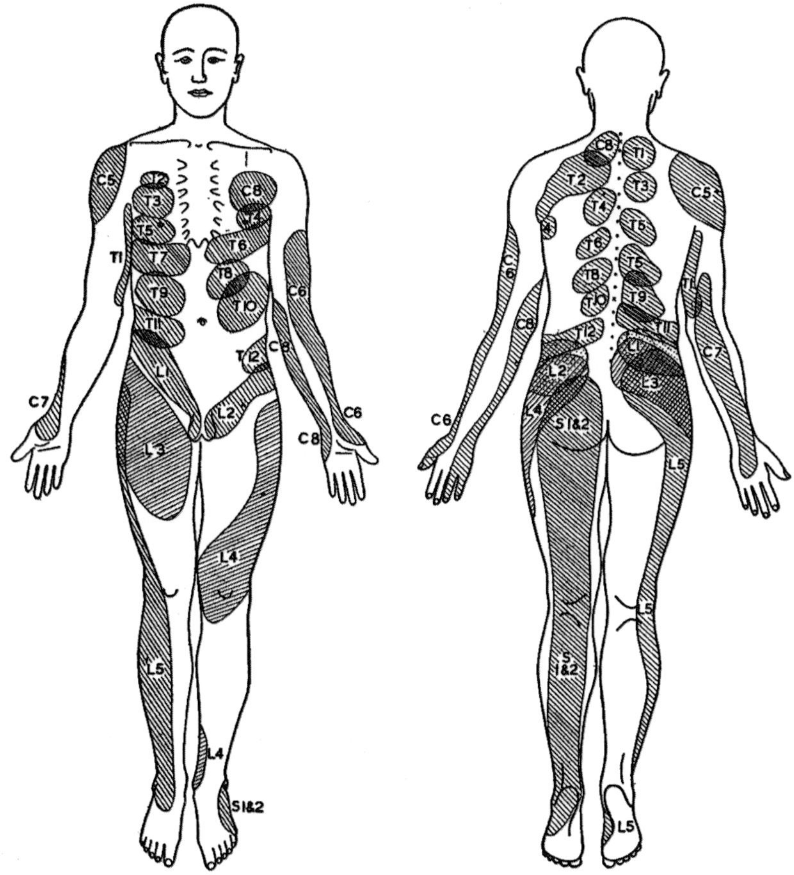

Abb. 8.9 Übertragener Schmerz durch Reizung von Muskeln und Ligamenten. Tiefe Injektionen einer hypertonen Salzlösung entlang der Wirbelsäule lösten an weit entfernten Lokalisationen Schmerzzonen aus (Lewis und Kellgren, 1939, in Chusid, 1979).

8.2.5 Schmerzen im Bereich des Bewegungssystems

In der Praxis spricht man oft von Schmerzen am Bewegungsapparat. Es ist jedoch nicht immer klar, was genau damit gemeint ist: Wird Schmerz in einer Struktur des Bewegungsapparats empfunden, zum Beispiel in einem Muskel oder Gelenk? Oder bedeutet das, dass die Schmerzquelle im Bewegungsapparat liegt? In der Tat kommt beides vor.

Wir haben früher gesehen, dass Störungen in den Eingeweiden Schmerzen in den Muskeln verursachen können: Die Quelle liegt im Organ, der Schmerz wird in einem Muskel gefühlt. Jedoch bereits zuvor wurde angedeutet (Abb. 8.2), dass referred pain auch bei Erkrankungen der Muskeln oder Knochen selbst auftreten kann: dann ist die Quelle das Bewegungssystem selbst (Muskeln, Faszien, Bänder, Kapseln oder Knochen). Die Experimente von Lewis und Kellgren (1939) sind in dieser Hinsicht immer noch einzigartig. Sie injizierten hypertone Kochsalzlösung in Muskeln und Bänder und fanden heraus, dass in Fällen von oberflächlichen Injektionen Schmerzen an der Stelle der Injektion erzeugt wurden, aber nach einer Stimulation der tiefer gelegenen Strukturen (z. B. neben der Wirbelsäule) entstanden Schmerzzonen an anderen Orten (z. B. ventral). Das Gehirn ist offenbar vor allem bei tiefen Reizquellen verwirrt! Abbildung 8.9 zeigt die Lokalisation dieser Zonen. Auch können Abweichungen tiefer Knochenstrukturen referred pain an weit entfernten Orten verursachen. Dabei spielt die Tatsache eine Rolle, dass die Sklerotome in den Gliedmaßen länger gestreckt verlaufen als die Dermatome (Ruch, 1979). So besteht das Becken aus Teilen der Sklerotome L5–S2, während die gleichen Sklerotome auch am Fuß auftreten (s. Abb. 4.17a bis d). Dies ist wahrscheinlich die Erklärung für die Tatsache, dass Abweichungen an Becken oder Hüftgelenk mit distalen Schmerzen im Bein assoziiert sein können. Die praktische Bedeutung dabei ist, dass eine Störung im Bereich einer tiefliegenden Struktur im Bewegungssystem, wie beispielsweise beim myofaszialen Schmerzsyndrom, mit „falsch“ lokalisierten Schmerzen verbunden sein kann: eine Diagnosefalle! Schmerzen, die durch Störungen im Bereich von Muskeln, Gelenken, Bändern, Knochen sind ein separates Thema, das nicht im Rahmen dieses Buches besprochen wird (siehe unter anderem Travell und Simons, 1998).

8.3 Muskelspannung

Zonen erhöhter Muskelspannung – hypertone Zonen – entstehen unter dem Einfluss von Reflexen und stellen im Gegensatz zum übertragenen Schmerz für den Untersucher ein mehr oder weniger objektiv feststellbares Phänomen dar. Von großer Bedeutung ist, dass sich eine Störung eines inneren Organs bereits in einem frühen Stadium durch eine diskret hypertone Zone bemerkbar macht. Dies wurde um 1900 von MacKenzie betont und 1962 durch die Studien von Hansen und Schliack bestätigt. Anfänglich zeigen sich die Zonen klar *segmental*, das heißt, sie sind in einem spezifischen Myotom, ventral (Bauch-/Thoraxwand) oder dorsal (Rücken), lokalisiert. In einem späteren Stadium des Krankheitsprozesses, wenn auch deutliche strukturelle und/oder funktionelle Symptome auftreten, entsteht

ein *generalisierter* Hypertonus. Eine klare segmentale Zuordnung ist dann nicht mehr möglich.
Beispiele:
- „Défense musculaire“: generalisierte Anspannung der Bauchmuskulatur aufgrund peritonealer Reizung (Abwehrspannung);
- „Nackensteife“ und Hypertonus der Rückenmuskeln bei Meningitis.

Im Rahmen der segmentalen Diagnostik sind vor allem die im Frühstadium auftretenden hypertonen Zonen von Bedeutung. Für die Wahrnehmung werden spezifische Palpationstechniken angewendet. Hansen und Schliack (1962) beschreiben folgende Palpationsmethoden:
- *Tastpalpation:* Abtasten der oberflächlichen Gewebeschicht mit den Fingerkuppen zur Information über die Spannung in Haut und Unterhaut.
- *Druckpalpation:* Abtasten mit erhöhtem Druck, um Widerstand infolge Muskelspannung festzustellen.
- *Stoßpalpation:* Auslösen einer Reflexabwehrspannung (die in Ruhe ggf. nicht vorhanden ist) durch eine feste, schnelle Druckbewegung. Diese Reflexe entstehen über hyperaktive Rückenmarkssegmente (es handelt sich dabei eigentlich um Dehnreflexe). Diese Reaktion ist bei der „Défense musculaire“ (abdominelle Abwehrspannung) sehr leicht auslösbar.
- *Tipp-Perkussion:* Änderung des Perkussionstons in Abhängigkeit von der Muskelspannung. Man beachtet vor allem die Veränderung des Perkussionstons im Bereich der Körperwand. Dazu braucht es einige Übung.

8

Erhöhte Muskelspannung kann auch subjektiv spürbar sein; oft ist die hypertone Muskelzone auch überempfindlich, z. B. druckempfindlich oder spontan schmerzhaft (Sensibilisierung). Zusätzlich zum bereits besprochenen übertragenen Schmerz kann auch eine Rolle spielen, dass der vorhandene Dauertonus im Muskel eine Ischämie verursacht. Eventuell verursachter Schmerz und Muskelspannung können so stark sein, dass sie die ursprünglich verspürten Beschwerden überlagern. Auch kann ein Teufelskreis entstehen, wodurch sich die Muskelspannung immer weiter erhöht (s. Kap. 10).
Es folgt eine sicher nicht vollständige Reihe von Beispielen hypertoner Phänomene:
- Verschiedene Organstörungen lösen hypertone Zonen am Rücken aus. Wichtig sind lumbale Rückenschmerzen infolge von Störungen

im Bereich der Beckenorgane (z. B. Ovarialzyste). Diese Ursache muss bei der Anamnese berücksichtigt werden, wird aber im Praxisalltag oft vergessen.

- Die in der Schwangerschaft auftretenden Wadenkrämpfe können als segmentale Zeichen betrachtet werden (viszero-somatischer Reflex über sakrale Segmente).
- Haltungsasymmetrie im Bereich von Kopf, Becken oder Wirbelsäule (Skoliose!), verursacht durch einseitige Muskelanspannung. Wichtig ist, dass der Patient bei der Untersuchung eine entspannte Position einnimmt.
- Asymmetrische Atembewegungen, manchmal sichtbar, meistens aber besser spürbar, indem man die Hände an die laterale Thoraxwand anlegt.
- Interkostaler Hypertonus. Beim Husten und Pressen wölben sich die Interkostalräume normalerweise nach außen, bei kräftiger Inspiration sind sie nach innen eingezogen. Bei interkostaler Hypertonie erfolgt dies weniger deutlich.
- Gesichtsasymmetrie („mimische Verkrampfung“) ist ein häufiges Symptom bei einseitigen Organstörungen. Bei der Entstehung spielen Hirnstamm und N. facialis eine Rolle (in der Literatur herrscht darüber jedoch keine Einigkeit).
- Veränderter Widerstand bei passiven Bewegungen, z. B. bei der passiven Hüftextension (Psoas-Widerstand).
- Lateralverschiebung des Bauchnabels bei Anspannung der Bauchmuskeln.
- „Frozen Shoulder“ durch Anspannung des M. pectoralis und/oder M. deltoideus.
- Asymmetrie von Reflexen. Wie bei den oben beschriebenen Hypertonieformen beruht die Asymmetrie auf einer veränderten Aktivität und Erregbarkeit von Motoneuronen im Rückenmark.

Wie beim übertragenen Schmerz sind beim Hypertonus mehrere Segmente betroffen. Reflexhypertonien können deshalb auch an sehr unterschiedlichen Stellen auftreten. Bei Herzstörungen können z. B. folgende Symptome beobachtet werden:

- Hypertonus aller Muskeln, die aus den Segmenten Th1–Th5 innerviert werden, z. B. Interkostalmuskulatur, Teilbereich des M. pectoralis, Rückenmuskeln (s. Kap. 6);
- Hypertonus der Schulter- und Nackenmuskulatur sowie Anspannung

der Muskeln der Kopfhaut (Segmente C2–C4, die über den N. phrenicus erreicht werden);
- Asymmetrie des Gesichts (Projektion im Hirnstamm über den N. vagus?).

Wie gesagt, haben mehrere Kliniker und Wissenschaftler unabhängig voneinander festgestellt, dass diese Muskelzonen bereits in einem Frühstadium einer Organstörung beobachtet werden können. Die Analyse dieser Phänomene könnte daher zu einer frühen Diagnosestellung beitragen.

Zusammenfassung
Schmerzen im Bewegungssystem können sein
- Ergebnis einer lokalen Störung, z. B. Fraktur,
- übertragene Schmerzen durch Störung an anderer Stelle des Bewegungssystems,
- übertragene Schmerzen als Folge einer Organerkrankung,
- Folge von Ischämie aufgrund von Vasokonstriktion und/oder Hypertonus (als Reflex einer Störung lokal, an anderer Stelle des Bewegungssystems oder viszeral).

8.4 Sympathische Phänomene

Das sympathische Nervensystem entspringt aus den Segmenten C8–L2. Sympathische „Zonen" können demnach entstehen, wenn diese Segmente aktiviert werden. Viele im Praxisalltag beobachtete Zeichen könnten dadurch erklärt werden: Verfärbung der Haut; „Rötung" der Wangen, veränderter Dermographismus (Verfärbung nach Ritzen der Haut; s. u.), veränderte Hauttemperatur, Bindegewebszonen, erweiterte Pupille (Mydriasis) etc. Die Erklärung ist manchmal offensichtlich, wie bei der erweiterten Pupille, manchmal aber auch schwer verständlich, wie bei den Bindegewebszonen und diversen „trophischen" Störungen.

! Von großer Bedeutung ist, dass man deutlich unterscheidet zwischen der **klinischen Realität** mancher Phänomene („Empirie") und der **theoretischen Erklärung**. Ein Phänomen bedarf, um einen praktischen Nutzen zu haben, nicht immer einer theoretischen Erklärung. Manche Phänomene haben ihren diagnostischen Nutzen bewiesen, ohne dass wir den Mechanismus genau kennen.

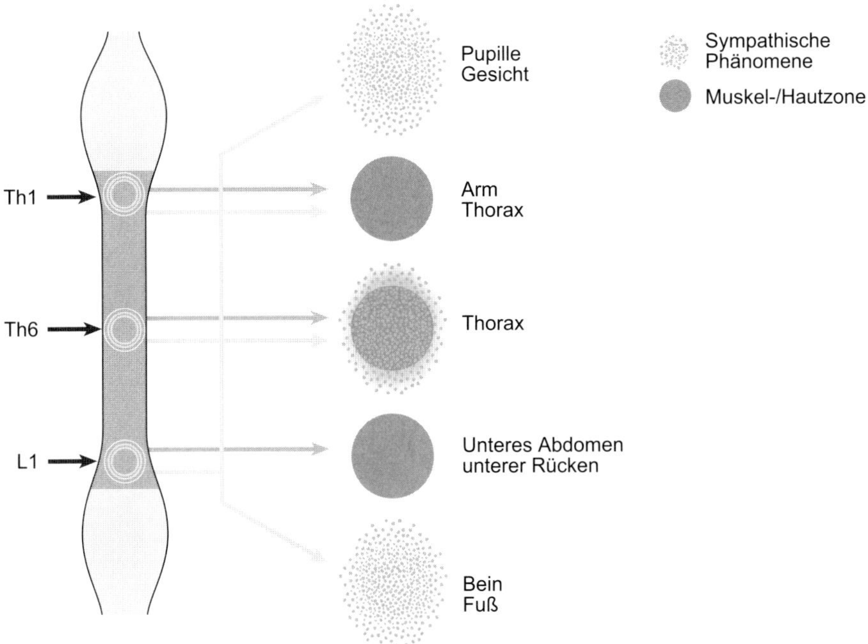

Abb. 8.10 Lokalisation von sympathischen und somatischen Phänomenen. Sympathische Phänomene äußern sich nicht notwendigerweise in den Head-Zonen. Drei Situationen werden dargestellt: die hyperaktiven Segmente Th1, Th6 oder L1. Nur die Projektionen der mittleren thorakalen Segmente liegen im gleichen Körperbereich. Für weitere Erklärungen siehe Text.

Vor allem die Lokalisation der wahrgenommenen sympathischen Phänomene kann oft unlogisch erscheinen. Die Diskrepanz zwischen somatischer und sympathischer Innervation wurde bereits erwähnt (s. Abb. 6.4). Ein sympathisches Phänomen kann sich also an einer ganz anderen Stelle des Körpers zeigen als eine hypertone Zone oder eine Head-Zone. Auch in der neurologischen Diagnostik kennt man dieses Phänomen: Ein sympathischer Ausfall im Gesicht (z. B. Horner-Syndrom, aufgehobene Schweißsekretion) kann gleichzeitig auftreten mit Sensibilitätsstörungen, Paresen und/oder Atrophie im Bereich des Unterarms; die Läsion befindet sich dann innerhalb oder im Bereich des Rückenmarkssegments Th1 (die Patienten in der Abb. 6.3 a, b sind hierfür Beispiele).

Abbildung 8.10 zeigt nochmals schematisch anhand von drei Lokalisationen das Prinzip auf.

- Hoch gelegene Segmente, z. B. Th1. Die sympathische Zone liegt anatomisch höher als die Head-Zone oder Muskelzone. Das Gesicht ist von sympathischen Zeichen betroffen.

- Mittlere Segmente, z. B. Th6. Die sympathischen Zeichen kommen u. a. in der Head-Zone vor, dehnen sich aber meist über die Dermatomgrenze aus (diffuse Innervation).
- Tief gelegene Segmente, z. B. L2. Die sympathischen Zeichen befinden sich mehr kaudal als die Muskel- oder Hautzonen; das Bein und/oder der Fuß sind von sympathischen Zeichen betroffen.

Daraus folgt, dass es aus theoretischen Überlegungen heraus falsch ist, nur in den Head-Zonen nach sympathischen Zeichen zu suchen. Wenn man dann keine Zeichen vorfindet, bedeutet dies nicht, dass es keine Zeichen an anderen Lokalisationen gebe! Viele verwirrende Angaben in der Literatur über sympathische Phänomene beruhen auf diesem Missverständnis. Nachfolgend werden einige nachweisbare sympathische Zeichen vorgestellt.

Vasomotorik

Durch sympathische Aktivität kann es zu einer Gefäßverengung (Vasokonstriktion) kommen. An wahrnehmbaren Veränderungen können dadurch auftreten:

- blasse Hautfarbe, ggf. Zyanose infolge Ischämie;
- subjektives und objektives Kältegefühl;
- veränderter Dermographismus (Lewis-Reaktion); nach einem zugefügten scharfen Kratzer sind Veränderungen der Hautfarbe feststellbar.

Mittel Thermographie können die „Temperaturzonen" abgebildet werden. Sympathische Phänomene manifestieren sich hauptsächlich auf einer Körperseite. Links-Rechts-Unterschieden sollte daher besondere Aufmerksamkeit geschenkt werden.

Sudomotorik

Die Schweißdrüsen werden sympathisch innerviert. Eine verstärkte Schweißsekretion wird subjektiv erfahren, kann mit den Händen gefühlt werden und ist manchmal auch gut sichtbar. Durch Streichen der Haut mit der Rückseite der Finger kann eine lokal vermehrte Feuchtigkeit der Haut wahrgenommen werden. Mittels Farbstoffen (u. a. Ninhydrin), die mit dem Schweiß chemisch reagieren, können die Zonen deutlich sichtbar gemacht werden (Schiffter, 1985; Mumenthaler und Schliack, 1977). Auch kann der elektrische Hautwiderstand gemessen werden, der mit der Intensität der Schweißsekretion gekoppelt ist (siehe auch Abb. 8.11).

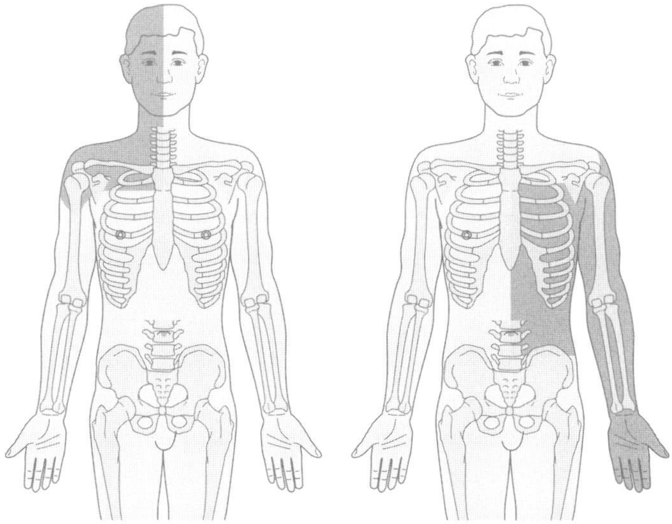

Abb. 8.11 Zunahme der Schweißsekretion bei elektrischer Reizung der Wurzeln Th2 (links) und Th5 (rechts) (Schiffter, 1985).

Pilomotorik

Gänsehaut kann lokal als segmentales Phänomen auftreten. Durch seitliche Beleuchtung wird das Phänomen sichtbar gemacht; entweder wird ein kalter Luftstrom erzeugt (Flattern eines Tuchs) oder durch „Kitzeln" an den Flanken entsteht in einer großflächigen „Welle" Gänsehaut am Körper. Während der Zu- und Abnahme dieser Welle können lokale Unterschiede und Asymmetrien beobachtet werden. Bei segmental erhöhter sympathischer Aktivität kann örtlich eine Zone mit verstärkter und verlängerter Gänsehautbildung beobachtet werden.

Trophische Einflüsse

Zahlreiche trophische Einflüsse des sympathischen Nervensystems sind beschrieben worden, obwohl über vieles noch Unklarheit herrscht. Es ist aber eine empirische Tatsache, dass sich eine erhöhte sympathische Aktivität in Form von veränderter Konsistenz, Dehnbarkeit, Verletzbarkeit etc. von Haut und Unterhautbindegewebe äußert. Dies ist bei CRPS (Complex Regional Pain Syndrome) oft sehr augeprägt (Blumberg und Jänig, 1983; Jänig und Stanton-Hicks, 1996; Harden et al, 2001). Vielleicht stehen auch die Bindegewebszonen mit diesen sympathischen Einflüssen in Zusammenhang.

Pupillenerweiterung (Mydriasis)

Die einseitige Erweiterung der Pupille – Mydriasis – ist ein brauchbares diagnostisches Phänomen, das bei Störungen der inneren Organe häufig auftritt. Eine Pupillenerweiterung kommt über die kranialen sympathischen Segmente C8–Th2 zustande. Vor allem Organe, die auf diese Segmente projizieren, können also eine Mydriasis verursachen. Es hat sich jedoch herausgestellt, dass dieses Symptom keine stringente segmentale Bedeutung hat, das heißt, dass auch Organe, die auf weiter kaudal gelegene Segmente projizieren, eine einseitige Pupillenerweiterung verursachen können. Die sogenannte Segmentregel hat in diesem Fall wenig Aussagekraft. Das Symptom hat aber eine Bedeutung bei der Diagnostik der Links-Rechts-Unterscheidung: Bei Störungen bestimmter innerer Organe ist vor allem die rechte Pupille größer (z. B. bei Leberstörungen), bei anderen Organstörungen die linke (z. B. bei Magen- und Herzstörungen). Hier gilt also v. a. die sogenannte Seitenregel (s. S. 4, 105 sowie Kap. 1 und 13).

Weitere Phänomene

Weil auch Muskeln, Gelenke und viele andere Strukturen (im Prinzip alle Strukturen!) sympathisch innerviert werden, sind zahlreiche weitere Phänomene möglich. Es wurde z. B. nachgewiesen, dass viele periphere Rezeptoren sympathisch innerviert werden und deshalb die entsprechenden Hautareale eine veränderte Empfindlichkeit aufweisen können. Auch die Blutgefäße *im* Zentralnervensystem werden sympathisch innerviert. Die physiologische Bedeutung dieser sympathischen Innervation ist aber noch nicht geklärt. Sympathische Fasern können auch andere innere Organe innervieren und damit Organfunktionen beeinflussen. Darauf wird im nächsten Abschnitt eingegangen.

Für alle oben genannten Phänomene gilt, dass eine sympathische Zone im Prinzip eine andere Lokalisation aufweist als die Haut- und Muskelzonen. Organe, die oberhalb des Segments Th5 projizieren, können sympathische Phänomene im Bereich Kopf und Gesicht verursachen, Organe unterhalb des Segments Th9 solche im Bereich von Bein und Fuß auslösen.

8.5 Organreflexe

Wie schon erwähnt, kann Nervenaktivität, die in einem gestörten Organ entsteht, auch andere, nicht gestörte Organe beeinflussen; man spricht von *viszero-viszeralen* Reflexen oder „Organreflexen". Davon sind vor allem Organe betroffen, die aus denselben aktivierten Rückenmarkssegmenten innerviert werden. Das gestörte Organ „schleppt" sozusagen andere Organe in seiner Störung mit. Hansen und Schliack sprechen deshalb über „sym-pathische (mit-leidende) Mitbewegungen", eine ziemlich doppeldeutige Bezeichnung! Sie vergleichen dieses Phänomen mit Synergien („Mitbewegungen") in der Motorik (die aber keinen Zusammenhang mit segmentalen Beziehungen aufweisen). Organe, die aus einem gemeinschaftlichen Segment innerviert werden, neigen dazu, „gemeinschaftlich" gestört zu sein. Dieses Phänomen vereinfacht die *Segmentdiagnose*, erschwert aber die *Organdiagnose*.

Giamberardino (2009) gibt Beispiele für viszero-viszerale Beziehungen und die diagnostische Verwirrung zwischen Organen:

- Gallensteine erhöhen die Möglichkeit von Angina-pectoris-Anfällen und umgekehrt: wird die koronare Durchblutung verbessert, nehmen die Gallensteinbeschwerden ab; auch Störungen von Nieren und Magen können Angina-pectoris-ähnliche Beschwerden verursachen: Man spricht dann von einer Angina pectoris „reflectoire";
- Wechselwirkung zwischen Dysmenorrhöbeschwerden und Nierenfunktionsstörungen;
- Wechselwirkung zwischen Uterus und Kolon.

Doch nicht immer können Organreaktionen auf der Basis von segmentalen Beziehungen erklärt werden. Oft sind eher unspezifische Reaktionen im Spiel, wie das häufig vorkommende Erbrechen bei Störungen von Organen; dies ist sicher keine segmentale Reaktion, sondern vielmehr Ausdruck einer veränderten Balance zwischen tropho- und ergotropen Funktionen (vegetative Entregelung).

Um diese diagnostische Irreführung zu vermeiden, ist eine sorgfältige Anamnese mittels Fragebogen notwendig, was jedoch nicht Bestandteil dieses Buches ist.

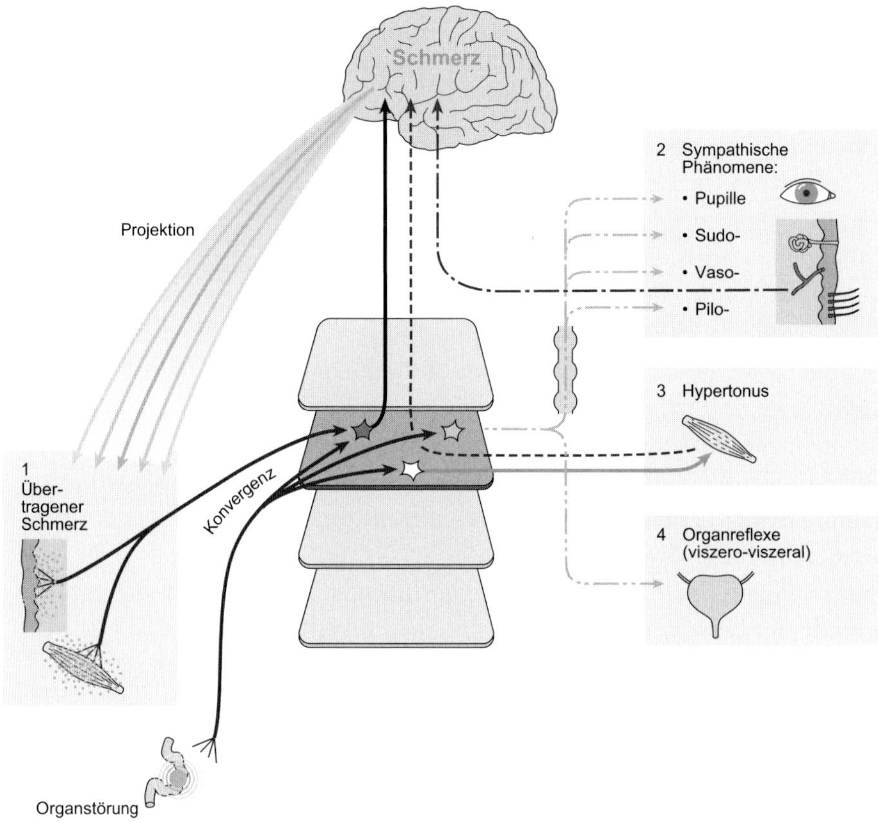

Abb. 8.12 Segmentale Phänomene. Die Organstörung (Reizquelle) wird links unten angezeigt. Links die „Non-Reflex"-Phänomene: 1. übertragener Schmerz in Haut oder Muskulatur. Rechts die Reflexphänomene: 2. Hypertonus, 3. sympathische Phänomene und 4. Organreflexe. Die drei schmerzbeeinflussenden Faktoren sind mit nach oben und zum Hirn gerichteten Pfeilen dargestellt: ——→ die Eingeweide, - - - -→ Hypertonus, ·——·→ Ischämie infolge Vasokonstriktion. Weitere Mechanismen sind denkbar.

8

8.6 Synthese

Abbildung 8.12 zeigt eine Zusammenfassung der oben beschriebenen vier Kategorien segmentaler Phänomene. Zur Vereinfachung wird in diesem Schema davon ausgegangen, dass ein Organ (links-unten) nur einem Segment angehört. In Wirklichkeit ist dies nie der Fall; es handelt sich immer um verschiedene afferente Wege und verschiedene Segmente (s. Abb. 6.2).

Hansen und Schliack haben die genaue Art und Lokalisation dieser Phänomene systematisch für jedes Organ katalogisiert. Am Ende dieses Kapitels werden die Ergebnisse ihrer Untersuchungen bei zahlreichen Patienten mit Magenstörungen als Beispiel dargestellt. Für weitere Auswirkungen der segmentalen Phänomene auf andere Organe wird auf ihre Originalausgabe verwiesen.

Bevor man die Phänomene interpretiert und diagnostische Aussagen trifft, sollten einige wichtige Fragen beantwortet werden.

- Wie sicher war die Wahrnehmung (nicht dass ein „wishful thinking", eine Wahrnehmungsfälschung etc. vorliegt)?
- Wurde das Symptom unter korrekten Bedingungen wahrgenommen (Beleuchtung bei der Inspektion der Pupille, Platzierung des Stuhls bei der Beobachtung der Haltungsasymmetrie etc.)?
- Ist das Symptom überhaupt segmentalen Ursprungs (oder eine lokale Verletzung, anatomische Variation)?

Es muss betont werden, dass vor allem die Kombination der oben beschriebenen Phänomene von diagnostischer Bedeutung ist.

Bei der Interpretation der segmentalen Phänomene werden die „Seitenregel" und die „Segmentregel" angewendet. Auf diese Weise entsteht in zwei Phasen eine diagnostische Interpretation der wahrgenommenen Phänomene. Tabelle 8.2 und Abbildungen 8.12 und 8.13 können dabei hilfreich sein.

Tabelle 8.2 „Seitenregel" nach Hansen und Schliack (1962).

Rechts	Links
Herz	Herz
	Perikard
Aorta	Aorta
rechte Lunge und Bronchien	linke Lunge und Bronchien
rechte Pleura	linke Pleura
	Magen (Korpus, Fundus)
Pylorus	
Duodenum	
	Jejunum
Ileum	
	Pankreas
Leber	
Gallenblase	
Zäkum, Appendix	
Colon ascendens, transversum (proximaler Teil)	
	Colon transversum (distaler Teil)
	Colon descendens
	Colon sigmoideum
	Rektum
rechte Niere, Ureter	linke Niere, Ureter
Testis, Ovar, Tuben rechts	Testis, Ovar, Tuben links

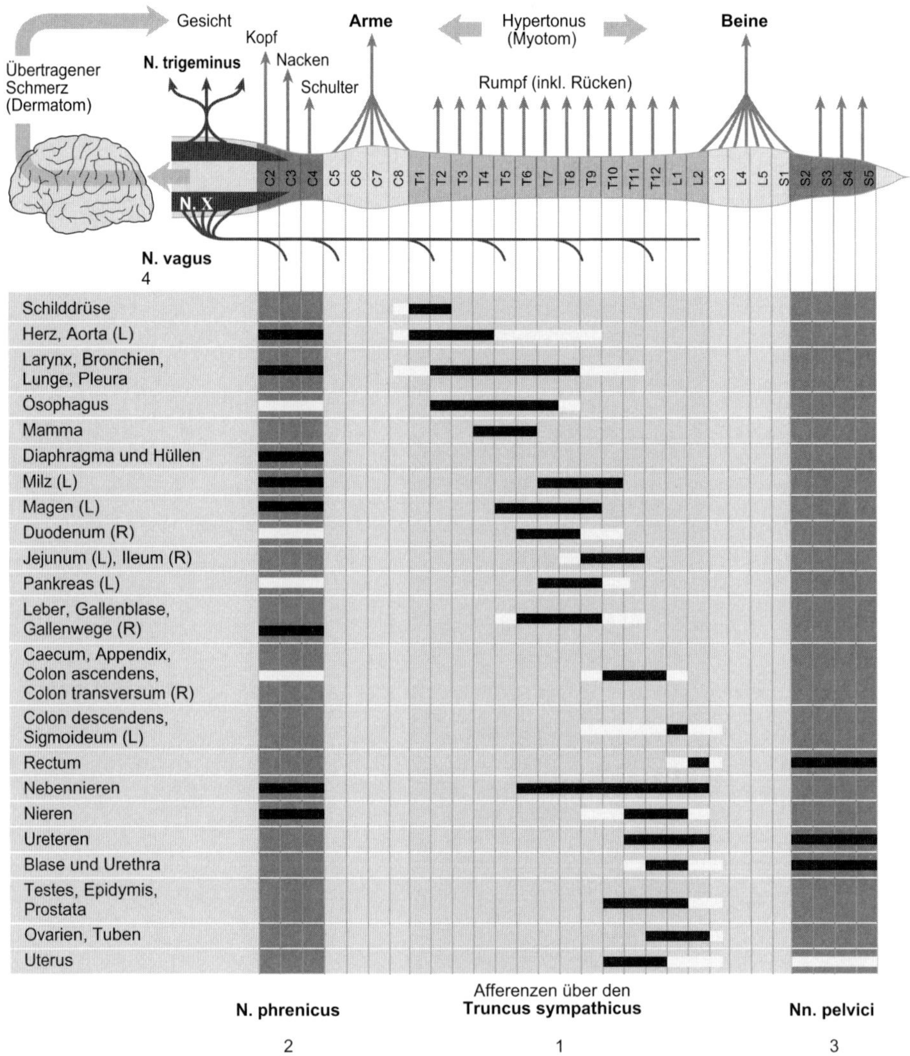

Abb. 8.13 Schematische Darstellung der segmentalen Beziehungen nach van Cranenburgh (2009). Links: Organe. Afferente Innervation über den Truncus sympathicus (1), den N. phrenicus (2), die Nn. pelvici (3) und den N. vagus (4). In der Regel verlaufen Reize aus Eingeweiden und/oder Häuten über verschiedene afferente Strecken, sodass auch verschiedene Höhen in Rückenmark und Hirnstamm erreicht werden. Hypertonus ist eindeutig ein Reflexphänomen. Übertragener Schmerz (referred pain) wird im entsprechenden segmentalen Dermatom oder Myotom gespürt (Gehirn!). Anm.: Die Kerne von N. vagus und N. trigeminus erstrecken sich bis in das zervikale Rückenmark. Schwarze Balken: von fast allen Autoren angegeben. Hellgraue Balken: nur von einzelnen Autoren angegeben. Das Schema wurde auf der Basis von Angaben verschiedener Autoren zusammengestellt (u. a. Hansen-Schliack, Monnier, Kunert, Ruch, Sturm und Birkmayer). sL: linksseitige Zonen; R: rechtsseitige Zonen.

- *„Seitenregel“:* Befinden sich die Zonen vor allem auf der linken Seite, dann kommen andere Organe in Betracht, als wenn die Zonen vor allem rechts lokalisiert sind. In Tabelle 8.2 ist die Links-Rechts-Einteilung der Organe nach Hansen und Schliack dargestellt.
- *„Segmentregel“:* Zu welchem Rückenmarkssegment gehört die Lokalisation der wahrgenommenen Symptome? Zur Beantwortung dieser Frage dienen:
  - Dermatomkarte (wenn Head-Zone),
  - Myotomtabelle (wenn hypertone Zone),
  - sympathische Segmentierung (bei sympathischen Phänomenen) mithilfe von z. B. Abbildung 6.5 und Tabelle 6.1.

Im Folgenden wird die Frage „Welche Organe gehören zu diesem Segment?“ beantwortet. Hierfür kann das Schema der Abbildung 8.13 verwendet werden.

8.7 Klinische Beispiele von Hansen und Schliack

Die Abbildungen 8.14–8.20 zeigen Beispiele aus Hansen und Schliack (1962) und betreffen die Ausarbeitung segmentaler Phänomene bei Magenstörungen sowie Patientenbeispiele. Sie zeigen die unterschiedlichen Ausdrucksformen der segmentalen Phänomene auf.

a
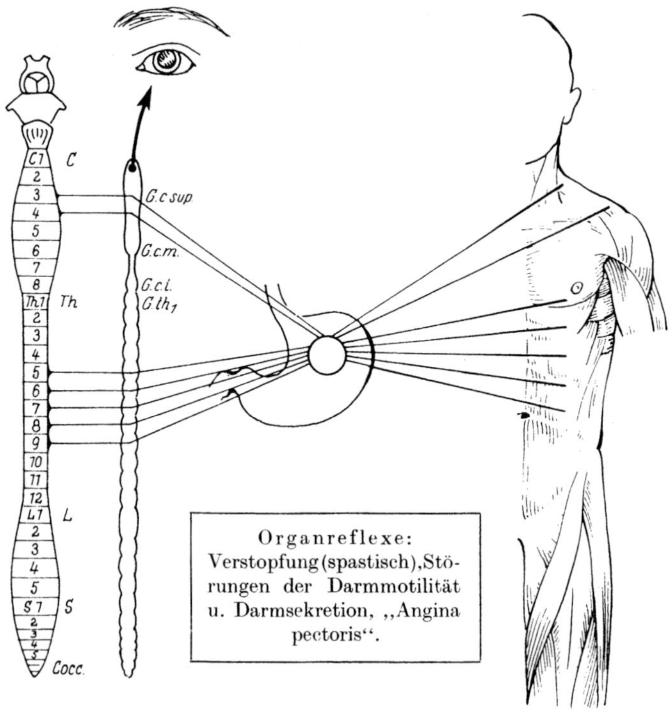

b
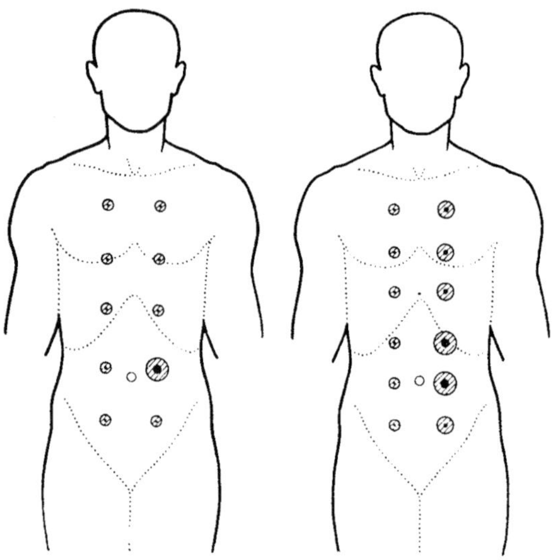

Abb. 8.14 Segmentale Symptome bei Magenstörungen nach Hansen und Schliack (1962).
a Muskelzonen, Pupillenerweiterung links und Organreflexe.
b Histamin-Quaddel-Reaktionen (lokale Reaktionen in der Haut in Form von Rötung und Schwellung nach subkutaner Injektion mit Histamin) bei zwei Patienten.
Links: Fall mit ausschließlich segmentaler Reaktion. Rechts: Fall mit verstärkter Reaktion der ganzen linken Körperseite.
NB: Die verstärkte Reaktion auf die histamininduzierte Quaddel ist schwer zu erklären, aber möglicherweise auf eine veränderte Gefäßreaktivität zurückzuführen.

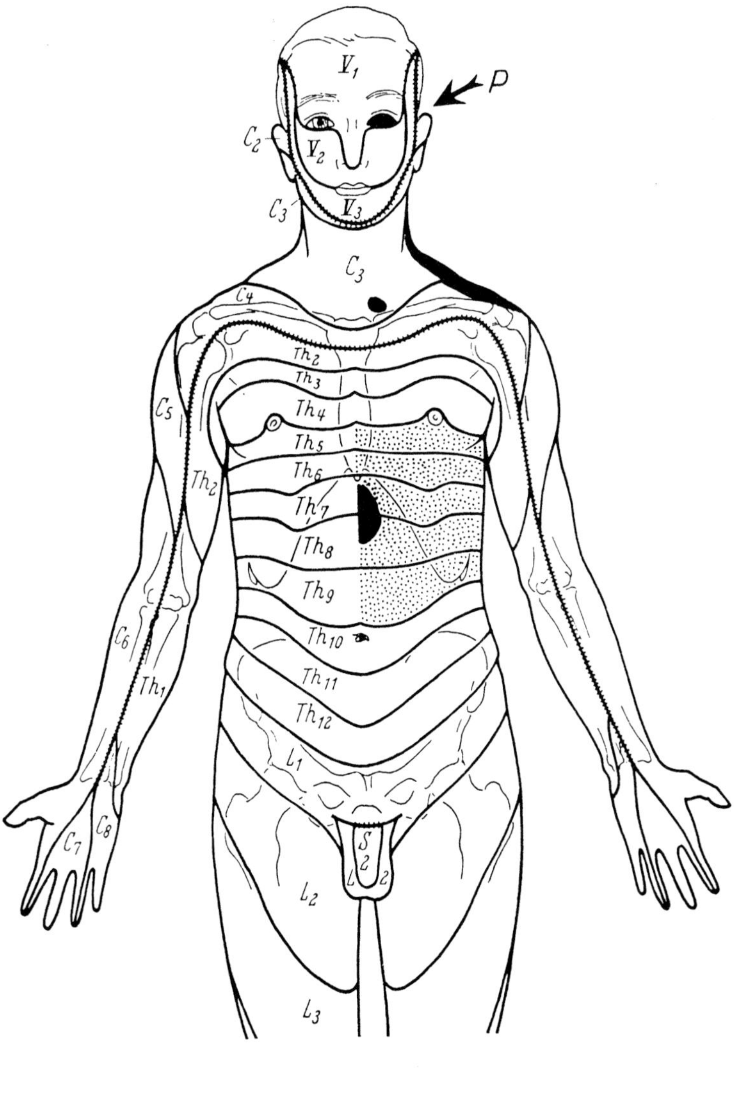

Abb. 8.15 Segmentale Symptome bei Magenstörungen nach Hansen und Schliack (1962).
Hyperalgetische Zonen ventral.
Grau: Hyperalgesie.
Schwarz: spontaner Schmerz.

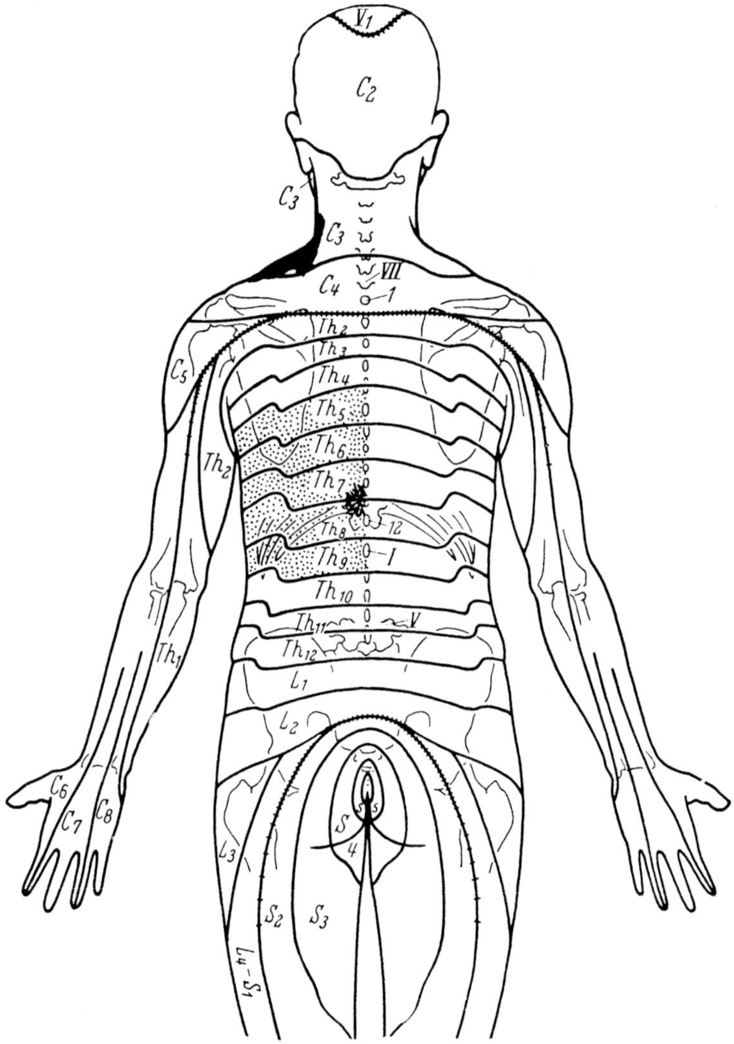

Abb. 8.16 Segmentale Symptome bei Magenstörungen nach Hansen und Schliack (1962).
Hyperalgetische Zonen dorsal.
Grau: Hyperalgesie.
Schwarz: spontaner Schmerz.

Nr. 292, ♂, 29 Jahre. Diagnose: Ulcus ventriculi, Gastritis.

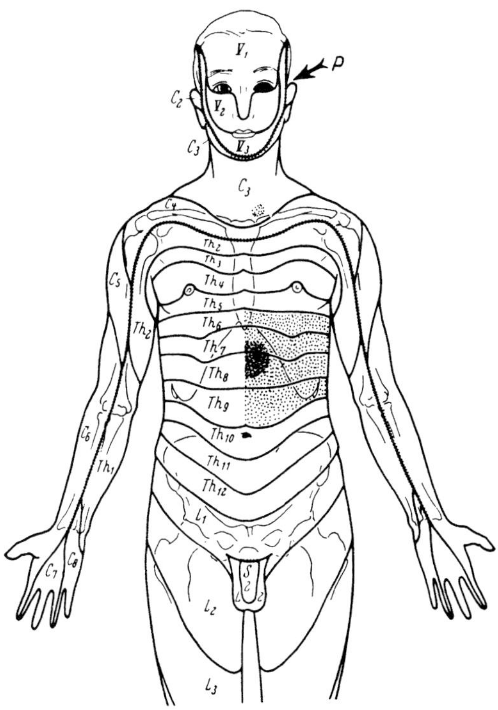

Abb. 304. Grau = oberflächliche und tiefe Hyperalgesie.

	Rechts	Links	Bemerkungen
Pupillen-erweiterung		+	exzessiv!
Lidspalten-erweiterung, Glanzauge		+	
Mimische Krampfung		+	siehe Text!
Herpes		+	linke Oberlippe
Vasomorische Zeichen einschl. Dermographismus		+	
Schwitzen		+	
Piloarrektion		+	siehe Text!
Haltung		+	
Spannungs-vermehrung		+	siehe Text!
Organreflexe	vorhanden; siehe Text S. 276		

Abb. 8.17 Segmentale Symptome bei Magenstörungen nach Hansen und Schliack (1962). Falldokumentation.

J. S., ♀. Diagnose: Ulcus ventriculi.

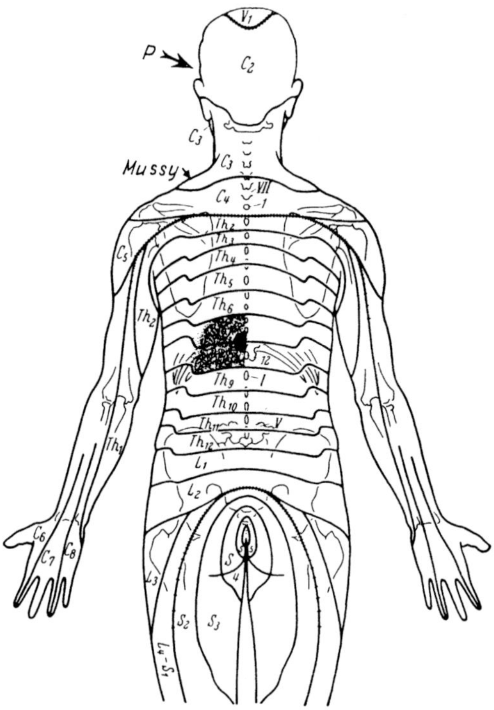

Abb. 305. Grau = oberflächliche Hyperalgesie. Schwarz = tiefe Hyperalgesie.

	Rechts	Links	Bemerkungen
Pupillenerweiterung		+	
Lidspaltenerweiterung, Glanzauge			
Mimische Krampfung			
Herpes			
Vasomotorische Zeichen einschl. Dermographismus			
Schwitzen			
Piloarrektion			
Haltung			
Spannungsvermehrung		+	
Organreflexe	vorhanden		

Abb. 8.18 Segmentale Symptome bei Magenstörungen nach Hansen und Schliack (1962). Falldokumentation.
Anm.: In diesem Fall äußerte sich das Magengeschwür als Rückenschmerz!

J. Th., ♂, 31 Jahre. Diagnose: Ulcus ventriculi.

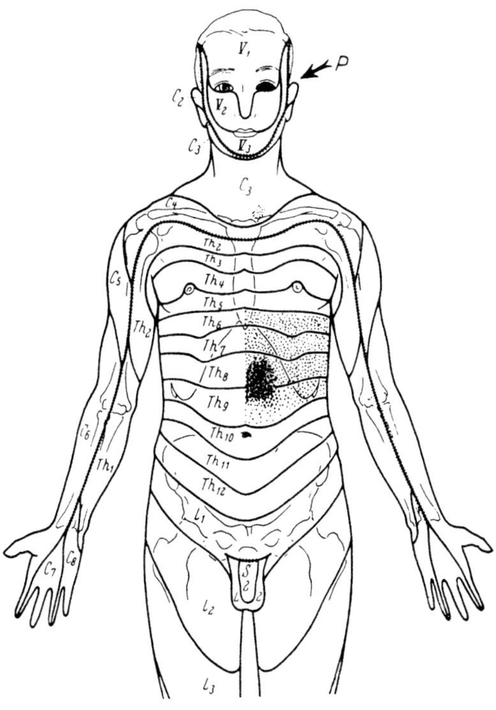

Abb. 308. Grau = oberflächliche Hyperalgesie (spontan und bei Berührung). Außerdem bestand ein Maximalpunkt links hinten bei Th_6 und Th_7.

	Rechts	Links	Bemerkungen
Pupillenerweiterung		+	
Lidspaltenerweiterung, Glanzauge		+	
Mimische Krampfung		+	
Herpes			
Vasomotorische Zeichen einschl. Dermographismus			
Schwitzen			
Piloarrektion			
Haltung			Th_5—Th_{10}
Spannungsvermehrung		+	Zwerchfellhochstand links
Organreflexe			

Abb. 8.19 Segmentale Symptome bei Magenstörungen nach Hansen und Schliack (1962). Falldokumentation.

Diagnose	Weite Pupille	Weite Lidspalte, Glanzauge	Mimische Krampfung
4. Ulkus	++		+
5. Ulkus	++	++	++
24. Ektasie	++++		++
26. Ulkusrezidiv nach Resektion ? Ulcus duodeni	(re.+)	(re.+)	
33. Gastritis	++		++
43. Ulkus	++		++
79. Ulkus	++		
90. Ulkuskarzinom	++	+	++
91. Ulkus	++		+
92. Gastritis	++++	++	+
107. Ulkus		(re.+)	++
108. Ulkus	++		+
117. Karzinom	+++	+	+
123. Gastritis	++	+	
137. Ulzera	++		
151. Gastritis	+	+	+
157. Gastritis	++	+	+
172. Gastritis	++		+
173. Gastritis bei G.-E.	++	+	++++
183. Gastritis, G.-E., Ulc. pept. jejun.	++		++
184. Gastritis allergica	++++		
192. Hämatemesis bei Stauungsgastritis	++	(re.+)	+
195. Karzinom	+++	+	+
197. Ulkus	++	++	++
202. Ulkus	++++	++	+
206. Karzinom			+
207. Gastritis	++++	++	++
229. Karzinom	++		
232. Karzinom	++		+
238. Gastritis	++	+	
246. Carcinoma cardiae	+++		+
248. Ulkusperforation	++++		+
261. Ulkus			
254. Karzinom	+++		++
258. Ulkus	++	+	
261. Gastritis	++	++	++
278. Ulkus	++++	(re.+)	++++
283. Gastritis	+		+
290. Ulkus	++		+
291. Ulkus	+		
292. Ulkus	++++	+	+
293. Ulkustumor (Sanduhrmagen)	++	+	+
294. Karzinom	++	+	++
295. Ulkus	+		+++
296. Gastritis bei G.-E.			++
297. Ulkus	++++	+	++
321. Ulkus	+		

Abb. 8.20 Segmentale Symptome bei Magenstörungen nach Hansen und Schliack (1962). Zusammenfassung der Symptome bei 47 Patienten.

8

Herpes	Vasomotorische Phänomene	Piloarrektion	Schwitzen	Spannungsvermehrung	Tiefe Hyperalgesie	HEADsche Zone
	++		+	+		Th_{5-10}
				++		
				+++		Th_{6-8}
				+		s. Duodenum, Tab. [18
				++		
	++			++	C_4 +	
+				++		
				++	++	
				++		
	+					Th_{4-10}
				+		
				++		
						Th_{6-8}
				+++		
				+		
				+		
				++		
	+	+		++		Jucken im linken Gehörgang (V_3)
				+		
	+			++		Th_{6-8} Später Pleuritis li.
				++	+	
				+++		
				+		
	+			+		
				++		
				++++	++	Th_{7-12}
				++		Th_{6-10}
	+			+	+	Th_{6-9}
	++	++		+++		Th_{6-8}
		+		+++	C_4 +	Th_6—L_1
++				++	+(re.+)	Th_{7-9}
				+++		
		+				
+	+	+	+	+++	++	Th_{6-9}
				+	+	Th_{6-8}
		+		++		
	+	+	+	++		Th_{5-8}
	+			++	+	Th_{7-9}
				++	C_4 +	Th_{5-10}
	+			++	+	Th_{5-8}

Segmentale Therapie? 9

Zusammenfassung
Segmentale Therapie bedeutet, dass man zielstrebig Einfluss ausübt auf die neurale Aktivität/Reizbarkeit im Bereich von Rückenmarkssegmenten. Meist betrifft dies die eine oder andere Form von Stimulationstherapie (Akupunktur, manuelle Therapie, Vibration etc.). Viele Wege führen zum Therapieziel. Bei dem segmentalen Weg werden Mechanismen im Sinne der Gate-control-Theorie und somato-viszerale Reflexe in Gang gesetzt. Es soll jedoch nur selten die Rede sein von isolierten segmentalen Effekten: meistens spielen gleichzeitig andere Mechanismen eine Rolle, u. a. Effekte via schmerzmodulierenden Systemen im Hirnstamm und Placebo-Effekt. Die wenigen wissenschaftlichen Untersuchungen stehen in Kontrast zu der großen Popularität vieler Stimulationstherapien.

In Kapitel 7 wurde bereits erwähnt, dass Interaktionen auf segmentaler Ebene therapeutisch eingesetzt werden können. Es werden Reize in der Peripherie gesetzt – z. B. im Bereich von Haut, Gelenken und Knochen –, die bestimmte Rückenmarkssegmente erreichen (abhängig davon, in welchem Dermatom, Myotom oder Sklerotom der Reiz gesetzt wurde). Über die Beeinflussung dieses Rückenmarkssegments können therapeutische Effekte auftreten wie Schmerzlinderung, Durchblutungsverbesserung, Stimulierung oder Hemmung einer Organfunktion.

Diese therapeutische Wirkung kann über zwei sehr unterschiedliche Mechanismen zustande kommen: durch Beeinflussung der auf- bzw. absteigenden Aktivität oder durch Beeinflussung der Organfunktionen über Reflexwege.

Es gibt viele Therapieformen, bei denen diese segmentalen Reflexwege eine Rolle spielen können: Akupunktur, Dry Needling, manuelle Therapie, Osteopathie und zahlreiche Formen der Massage. Im Rahmen dieser Therapieformen wird oft betont, dass die segmentalen Reflexwege eine wichtige Rolle spielen, aber leider fehlen oft harte Beweise. Auch hier ist der Rückstand der wissenschaftlichen Forschung erschütternd. Ein generelles Problem bei der Therapie besteht darin, dass Effekte auf unterschiedliche Art und Weise erreicht werden können. Wir werden unten darauf eingehen.

9.1 Vom Reiz zum Effekt

Abbildung 9.1 gibt einen Überblick über die Wege, über die eine Stimulation (z. B. manuell, Akupunktur) zu einem Effekt führen kann.

1. *Lokaler Effekt,* z. B. Vasodilatation oder -konstriktion, Schwellung, Freisetzung von Substanzen (einschließlich Histamin). Es ist gut zu erkennen, dass jede Stimulation des Körpers immer einen direkten, lokalen Effekt hat, auch wenn es sich um eine sogenannte „segmentale" Therapie handelt.
2. Ein *spinaler Effekt,* d.h. ein Effekt auf segmentaler Ebene, z. B. durch Hemmung von Impulswegen über den Gate-control-Mechanismus, Auslösung von segmentalen Reflexen. Wir werden im nächsten Abschnitt darauf eingehen.

3a. *Über den Hirnstamm:* Zahlreiche Wirkungen sind möglich, z. B. Einfluss auf Arousal (Wachheit), Haltungsreflexe oder Aktivierung des endogenen analgetischen Systems (u. a. über Endorphine). Man könnte meinen, dass dies eher allgemeine, unspezifische Effekte sind, doch

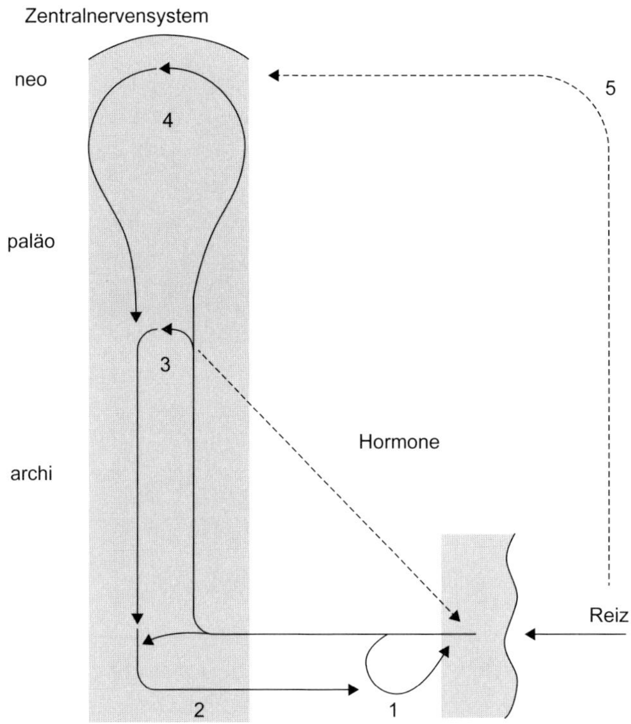

Abb. 9.1 Vom Reiz zum Effekt. Der Effekt einer Therapie kann auf verschiedenen Wegen zustande kommen (Erklärung im Text).

das ist nicht so: Über diesen Weg sind spezifische lokalisierte Effekte möglich.

3b. Über das *limbische System:* über Emotionen. Man muss daran denken, dass viele Therapien auch eine emotionale Wirkung haben können, z. B. wenn der Patient Angst vor der Nadel hat oder vor dem, was kommt. Andererseits kann die Stimulation auch als angenehm empfunden werden. Daran sollte gedacht werden. Negative Emotionen können Schmerz verstärken, positive den Schmerz „verdrängen". Es ist ein Streit um den limbischen Raum.

4. Ein *kortikaler Effekt,* z.B. Ablenkung der Aufmerksamkeit; eine ungewöhnliche, nicht alltägliche Situation (z. B. Akupunktur, Chiropraktik) weckt auf natürliche Weise die Aufmerksamkeit und beeinflusst dadurch bereits den Schmerz.

5. Über *Kognition/Erwartung:* Ein Patient, der zum Therapeuten kommt, hat eine bestimmte Vorstellung oder Erwartung: „Das ist ein guter Arzt", „mein Mann nennt diesen Arzt einen Quacksalber", „meine

Schwester hat sehr von dieser Therapie profitiert". Positive und/oder negative Erwartungen können einen starken Einfluss auf den Therapieeffekt haben. Man spricht von „Placebo-Effekt". Neuere Untersuchungen zeigen, dass der Anteil des Placebo-Effekts sehr groß sein kann. Eine große Studie von Linde et al. (2007) zeigt, dass der Effekt einer positiven Erwartung mindestens so groß ist wie der „echte" Akupunktureffekt. Wir können daher davon ausgehen, dass genau wie bei der Einnahme von Medikamenten der Anteil des Placebo-Effekts groß sein kann.

6. *Beeinflussung der Plastizität:* Ein neues Konzept ist, dass chronischer Schmerz eine Folge von plastischen Veränderungen von Neuronengruppen sein kann (Sensibilisierung, neurale Reorganisation). Durch irgendeinen Input können diese plastischen Veränderungen vielleicht rückgängig gemacht werden.

9.2 Der spinale segmentale Weg

Reize mit therapeutischer Intention erreichen bestimmte Rückenmarkssegmente. Sie können die Informationsverarbeitung beeinflussen: Interferenz mit der zum Gehirn aufsteigenden Aktivität oder Aktivierung von Reflexen, über die Organ- und Körperfunktionen beeinflusst werden.

Interferenz mit aufsteigender Aktivität

Neurophysiologisch handelt es sich hierbei um die zwei Mechanismen *Konvergenz* und *Summation*. Dieser Mechanismus spielt eine bedeutende Rolle bei der Schmerzbekämpfung, was hier beispielhaft gezeigt werden soll.

Angenommen es liegt eine Nervenaktivität vor, die von einem entfernten Organ oder Körperteil herrührt und Schmerzen verursacht. Diese Aktivität tritt in bestimmte Rückenmarkssegmente ein und steigt von dort zum Gehirn auf, wo die Schmerzempfindung zustande kommt. Bestimmte Reize können diesen Impulsstrom unterwegs „ausbremsen" oder blockieren. Man spricht dann von *Neuromodulation*: Darunter versteht man Methoden, die die Aktivität im Nervensystem durch eine Veränderung des sensorischen Inputs beeinflussen können (van Cranenburgh, 2014). Neuromodulation kann auf vielen Ebenen im Nervensystem auftreten, unter anderem auf segmentaler Ebene, d. h. auf Hinterhornniveau. Hier geht es vor allem um Stimulation mit niedriger Intensität (d. h. eine selektive Rei-

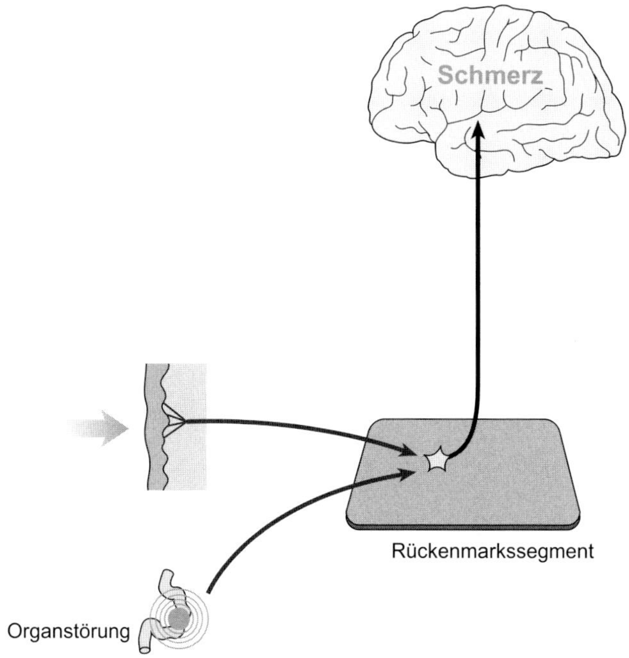

Abb. 9.2 Segmentale Therapie. Durch eine Organstörung ausgelöste Reize erreichen ein bestimmtes Rückenmarkssegment, können in das Gehirn aufsteigen und Schmerz auslösen. „Therapeutische" Reize im entsprechenden Segment (Derma-, Myo- oder Sklerotom) können diesen aufsteigenden Impulsstrom auf segmentaler Ebene „ausbremsen" (Konvergenz, Summation und Interaktion).

zung der dicken Fasern). Diese Reizung ist nicht schmerzhaft. Die Reize müssen in den Derma-, Myo- oder Sklerotomen gesetzt werden, die dem überaktiven Segment entsprechen (Abb. 9.2). Die Dämpfung der Aktivität findet vermutlich über die Beeinflussung von neuronalen Netzwerken im Hinterhorn statt (Gate-control-Mechanismus).

In der Praxis hat sich gezeigt, dass Lokalisation, Art und Intensität der gesetzten Reize von Bedeutung sind; nicht alle Reize haben einen positiven Effekt. Ein schmerzdämpfender Effekt tritt vor allem auf, wenn mehr oder weniger selektiv die dicken Nervenfasern gereizt werden. Die dickeren Fasern sind im Allgemeinen empfindlicher und zuständig für sensible Empfindungen wie die Feinwahrnehmung (epikritische oder gnostische Sensibilität). Leichte Massage, Reibungen, aktive und passive Bewegung, bestimmte elektrische Reize („Low TENS") können eine Inhibition auf Rückenmarksebene bewirken. Nicht zufällig gilt bei vielen dieser Therapien als ein Kriterium, dass der Patient subjektiv eine leichte, „kribbelnde"

Empfindung wahrnimmt, was bedeutet, dass mehr oder weniger selektiv die dickeren Fasern gereizt werden. Wenn der Patient Schmerzen empfindet, werden auch die dünnen, weniger empfindlichen Fasern gereizt. In diesem Fall kann ein gegenteiliger Effekt erreicht werden.

Im Prinzip ist Schmerzdämpfung durch selektive Reizung der dicken Fasen die Anwendung des allgemeinen „phylogenetischen Gesetzes" im Nervensystem: Phylogenetisch junge Systeme halten phylogenetisch ältere Systeme „in Schach"; hierarchisch höher geordnete Strukturen haben modulierenden Einfluss auf die niedrigeren.

Die Eigenschaften der phylogenetischen Systeme sind in Tabelle 9.1 aufgeführt:

Tabelle 9.1 Eigenschaften phylogenetischer Systeme.

phylogenetisch jung	phylogenetisch alt
schnell leitend	langsam leitend
A-Fasern	C-Fasern
myelinisiert	nicht myelinisiert
leichter erregbar/niedrige Reizschwelle	weniger leicht erregbar/hohe Reizschwelle
sensible Wahrnehmung/Tastsinn	diffuse, grobe Wahrnehmung
erkennende, „gnostische" Funktionen	warnende, „vitale" Funktionen
leicht verletzbar	eher resistent (Ischämie, Kälte, metabolisch)

Aus diesen phylogenetischen Gesetzmäßigkeiten folgt auch der Umkehrschluss: Selektiver Ausfall der dicken Fasersysteme kann Schmerz verursachen. Durch Ausfall des modulierenden Einflusses kann ungehemmte Aktivität in den „Schmerzfasern" entstehen, also ein „Enthemmungsphänomen". Dieses kann bei Ischämie, Kälte oder Kompression beobachtet werden; in einer bestimmten Phase ist der zugehörige Körperteil „überempfindlich" und schmerzhaft.

Die Einteilung in dicke und dünne Fasern ist natürlich ziemlich grob. Die Peripherie enthält ein weites „Spektrum" an Fasern. Wenn man dies annimmt, ist es verständlich, dass die Art des Reizes bestimmt, welche Fasertypen aktiviert werden. Und entsprechend groß sind die Möglichkeiten der Empfindungen (reizend, kribbelnd, brennend, drückend etc.).

Auf dieser Grundlage ist es nachvollziehbar, dass im Rahmen zahlreicher Therapien eine Beziehung rein empirisch entdeckt wurde zwischen

- der *Art des Reizes:* Akupunktur, Druckpunktmassage, Bindegewebsmassage etc.
- den zugehörigen *Empfindungen:* kribbelnd, scharf etc.
- dem beabsichtigten *Effekt:* Schmerzlinderung, Durchblutungsförderung etc.

Eine ganz andere Art der Schmerzlinderung beruht auf der *Ausschaltung* von Aktivität, z. B. durch Injektion eines Lokalanästhetikums (z. B. Procain) oder eine topische Applikation (z. B. Capsaicin-Salbe). Dabei geht man davon aus, dass der Schmerz vor allem durch Addition (Summation) von zwei konvergierenden Inputs entsteht: der Aktivität aus dem gestörten Organ und der „Ruhe"-Aktivität aus der Peripherie. Durch Ausschaltung der peripheren Aktivität reduziert sich die Überaktivität des entsprechenden Segments und vermindert oder beseitigt den Schmerz (s. a. Kap. 8).

Es hat sich tatsächlich gezeigt, dass bei neuropathischem Schmerz (Schmerz durch abweichende Aktivität im Nervensystem, wie postherpetische Neuralgie, sympathische Reflexdystrophie [CRPS]) eine Lokalanästhesie bisweilen hilft. Dies lässt sich nur erklären, wenn man davon ausgeht, dass der Schmerz aus der Kombination von peripheren und zentralen „Aktivitätsquellen" resultiert.

Zusammengefasst kann festgehalten werden, dass Schmerzdämpfung im Prinzip möglich ist durch

- Erhöhung der Inhibierung auf segmentaler Ebene (z. B. durch selektive Reizung der dicken Fasern) oder durch Aktivierung eines endogenen, schmerzhemmenden Systems;
- Wegnahme der Erregung (Unterbrechung der dünnen Fasern durch Lokalanästhesie).

Für eine selektive Erregung von dicken Fasern und die Anwendung von Lokalanästhesie gilt, dass die Lokalisation des „Eingriffs" (Reiz oder Injektion) segmental mit der Lokalisation der „Reizquelle" (das gestörte Organ) übereinstimmen muss.

Fazilitation

Die Fazilitation wird in der Physiotherapie eingesetzt zur Förderung der Muskelkraft bei Patienten mit Paresen, die mit bewusster intensiver Anspannung nur geringe Muskelkraft erbringen können. Manchmal entdeckt der Patient dieses Prinzip selbst, indem er über die paretische Hand reibt oder die Hand kneift und merkt, dass er dadurch mehr „Macht" über die Hand hat. Wenn

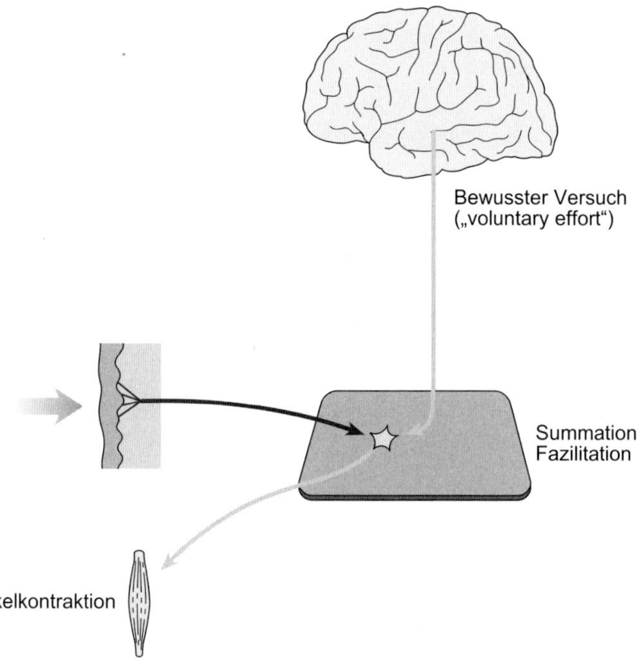

Abb. 9.3 Fazilitation. Zwei Reizströme, der „bewusste Versuch" und der „therapeutische" Reiz, werden addiert, sodass der Patient mehr Kontrolle über seine Bewegungen erlangt. Für weitere Erklärungen siehe Text.

9

der Therapeut einen Reiz setzt, der das gleiche Motoneuron erregt (Konvergenz), werden die beiden Reizströme (der „bewusste Versuch" und die „therapeutische Fazilitation") addiert (Abb. 9.3). Der Patient erlangt dadurch mehr Kontrolle über seine Bewegungen. Reize, die hierzu genutzt werden, sind Muskeldehnung, Vibration, „Tapping" (Beklopfen) der Hautareale in unmittelbarer Nähe des Muskels, „Brushing" („Bürsten"), Icing (Eisapplikation) etc. Umgekehrt kommen in der Physiotherapie ebenso Inhibitionstechniken zur Anwendung, um bei Spastizität den Tonus zu senken. Auch in diesem Fall geht es um Konvergenz und Summation der Nervenaktivität im Vorderhorn.

Beeinflussung von Organfunktionen über Reflexwege

Bei der Beeinflussung von Organfunktionen über Reflexwege handelt es sich neurophysiologisch um *somato-autonome* Reflexe. Die Impulse erreichen das Rückenmark und schalten auf efferente autonome Fasern

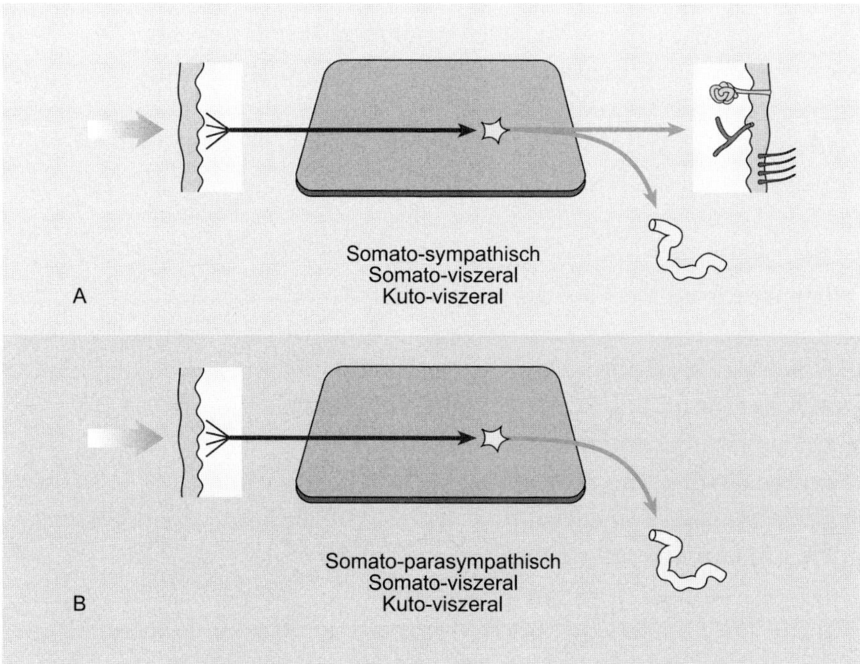

Abb. 9.4 Somato-autonome Reflexe (A und B). A Somato-sympathischer Reflex. B Somato-parasympathischer Reflex. In beiden Fällen wird der „therapeutische" Reiz im entsprechenden Segment gegeben. Über segmentale Reflexwege wird die Organfunktion beeinflusst (z. B. Durchblutung, Miktion).

(Seitenhorn) um, die die Organfunktion beeinflussen. Werden z. B. die Dermatome Th1–Th5 gereizt, dann werden v. a. die Rückenmarkssegmente Th1–Th5 erreicht und dadurch diejenigen Organe beeinflusst, die aus diesen Segmenten innerviert werden, in diesem Fall z. B. das Herz über die Nn. accelerantes.

In den Abbildungen 9.4 A und B werden die möglichen Reflexwege aufgezeigt, die sich einteilen lassen in:

- somato-sympathische Reflexe;
- somato-parasympathische Reflexe.

Welche Reflexe ausgelöst werden, ist abhängig von der *Art* und *Lokalisation* des Reizes. Wird dieser in den Dermatomen S2–S4 gegeben, erreichen die Impulse den sakralen Ursprung des Parasympathikus. Bei einem Reiz in den Segmenten C8/Th1–L2 werden somato-sympathische Reflexe aktiviert.

Auch in diesen Fällen sind also Art, Intensität und Zeitdauer des Reizes von Bedeutung. Es werden dementsprechend bestimmte Fasertypen aktiviert und diese bestimmen eine Erregung oder Inhibition auf Rückenmarksniveau. Es wurde bereits erwähnt, dass die Eigenschaften der Reize meistens empirisch festgestellt wurden.

Beispiele für somato-autonome Reflexe sind:

- Ein Staubkorn im Auge (N. trigeminus) löst eine Tränensekretion aus (parasympathischer Teil des N. facialis).
- Ein scharfer Kratzer auf der Haut löst manchmal eine Dermographia alba (einen weißen Streifen) aus. Es handelt sich um eine sympathische Vasokonstriktion, ausgelöst durch einen Hautreiz (somatisch). Vor allem bei Patienten mit einer Querschnittsläsion ist diese Reaktion unterhalb des Läsionsniveaus deutlich wahrnehmbar.
- An bestimmten Zonen kann die Miktion angeregt (sakrale Segmente: Glans penis, Rektumwand, Perineum) und an anderen Zonen (Dermatome Th11–L2) unterdrückt werden. In beiden Fällen wird die Miktion (parasympathisch) durch externe Reizung (somatisch) beeinflusst. Diese Reflexe werden manchmal bei Patienten mit Querschnittsläsionen angewendet, um eine Kontrolle über die Miktion wiederzuerlangen.
- Wärme- und Kälteapplikationen zur Beeinflussung des Magen-Darm-Trakts.

Evidenz?

Wie bereits erwähnt, gibt es nur sehr wenig Forschung über die Effekte und Mechanismen von Stimulationstherapien. Die wenigen Forschungen zeigen jedoch eindeutig, dass somato-autonome Reflexpfade eine physiologische Realität sind. Bereits 1907 beschreibt der Physiologe Burns, dass elektrische oder mechanische Stimulation an der Körperoberfläche Einfluss auf Blutdruck, Herzfrequenz und Gefäßdurchmesser hat. Die Farbe der Lunge (sichtbar im offenen Versuchstier) reagierte deutlich auf die elektrische Stimulation der betroffenen Segmente. Das „Schütteln" von Geweben/Gelenken neben der Wirbelsäule scheint einen Einfluss auf den Blutdruck und die Herzfrequenz zu haben. Schon damals wurde bereits vorgeschlagen, dass diese Reflexwege therapeutisch genutzt werden können (Osteopathie hat frühe Wurzeln).

Sato et al. (1973, 1987, 1995) gehören zu den wenigen, die über somato-autonome Reflexe geforscht haben. Sie führen Experimente an

Tieren unter Narkose durch; das bedeutet, dass viele Wege über das Gehirn abgeschaltet werden. Sie schließen daraus:

> „*The functions of many, or perhaps all visceral organs can be modulated by somato-sympathetic or somato-parasympathetic reflex activity induced by a appropriate somatic afferent stimulation in anesthesized animals*".

Sie warnen jedoch:

> „*Given the complexity and multiplicity of mechanisms involved in the final expression of the reflex response, attempts to extrapolate to clinical situations should probably be eschewed in favor of further systematic physiological studies.*"

Pollard (2004) erstellte eine Meta-Studie über die Rolle somato-viszeraler Reflexe bei spinalen Manipulationen und schließt auf der Grundlage von 94 gefundenen Studien, dass mehr Forschung notwendig ist, um die Effekte zu erhärten, und dass viszerale Effekte eventuell durch eine Kombination von segmentalen und supraspinalen Reflexwegen zustande kommen.

Chang (1996) untersuchte die Wirkung von TENS an Stellen der Hand oder des Fußes auf die Peristaltik der Speiseröhre und kam zu dem Schluss, dass die Peristaltik der Speiseröhre über segmentale geordnete somato-viszerale Reflexe beeinflusst werden kann. Camilleri et al. (1984) zeigen, dass TENS die Motorik des Magens von der Körperoberfläche aus hemmen kann. Sie kommen jedoch zu dem Schluss, dass diese Effekte hauptsächlich über supraspinale Wege erreicht werden.

Schließlich wurden zahlreiche Studien über Effekte und Mechanismen der Akupunktur durchgeführt. Somato-viszerale Reflexwege werden fast immer als möglicher Mechanismus erwähnt.

Zusammenfassend können wir sagen, dass somato-viszerale Reflexwege sicher existieren. Effekte von Stimulationstherapien werden jedoch selten über isolierte segmentale Reflexwege erreicht. Fast überall spielen mehrere Wege von Reiz zu Effekt (lokal, segmental, supraspinal) eine Rolle. Hier ist es plausibel, dass die Akzente je nach Therapie und Individuum unterschiedlich sein können. Da sie wahrscheinlich bei jeder Stimulationstherapie eine Rolle spielen, werden wir kurz die Rolle des Hirnstamms und des Placebo-Effekts diskutieren.

9.3 Schmerzmodulation über den Hirnstamm

Im Hirnstamm befindet sich die Formatio reticularis, die von großer Bedeutung ist für unsere vitalen Funktionen: Bewusstsein, Kreislauf, Atmung. In den 1970er- und 1980er-Jahren wurde entdeckt, dass die Formatio reticularis auch Neuronengruppen enthält (u.a. die sogenannten PAG = periaquäduktale graue Hirnzellen), die unsere Schmerzempfindung über absteigende und aufsteigende Bahnen beeinflussen. Das ist eine wichtige Funktion, denn bei einem Kampf ums Überleben könnte Schmerz unsere Rettung verhindern. Auf der anderen Seite ist es manchmal notwendig, den Schmerzalarm zu verstärken, um uns vor weiterem Schaden zu bewahren (z. B. ein gebrochenes Bein). Es ist daher logisch, dass es *schmerzmodulierende Systeme* gibt (van Cranenburgh 2014; Abb. 9.5):

- schmerzhemmende Systeme, bei denen Endorphine eine Rolle spielen;
- schmerzstimulierende Systeme, bei denen Cholecystokinin eine Rolle spielt.

Interessanterweise funktionieren diese Systeme offenbar durch verschiedene physiologische Mechanismen. Genau wie ein Auto: Es gibt ein Gaspedal und ein Bremspedal. Bremsen ist nicht dasselbe wie „weniger Gas geben", d. h. Gas- und Bremspedale arbeiten mit völlig unterschiedlichen Mechanismen. Eine andere bemerkenswerte Tatsache ist, dass innerhalb des PAG eine somatotopische Ordnung besteht (vergleichbar mit dem Homunculus in der Hirnrinde). Bei der Elektrostimulation bestimmter Teile im PAG entwickelte sich bei Versuchstieren in einem bestimmten Körperbereich eine Analgesie (Melzack und Wall 1996). Dies bedeutet, dass durch diese schmerzstillenden Systeme auch lokale Effekte erzielt werden können.

Auf der Basis dessen, was nun bekannt ist, kann man sagen, dass vor allem starke Stimulation diese Mechanismen in Gang setzt, d. h. Stimulation, durch die vor allem C-Fasern aktiviert werden, die vom Patienten als schmerzhaft empfunden werden, wie bei der Akupunktur und Counter-Stimulation (kräftige Gegenstimulation: „Schmerz mit Gegenschmerz bekämpfen").

9.4 Placebo und Erwartung

Die schmerzmodulierenden Systeme spielen auch eine Rolle bei der Wirkung der Erwartung auf Schmerz. So erwartet der Patient z. B. weniger

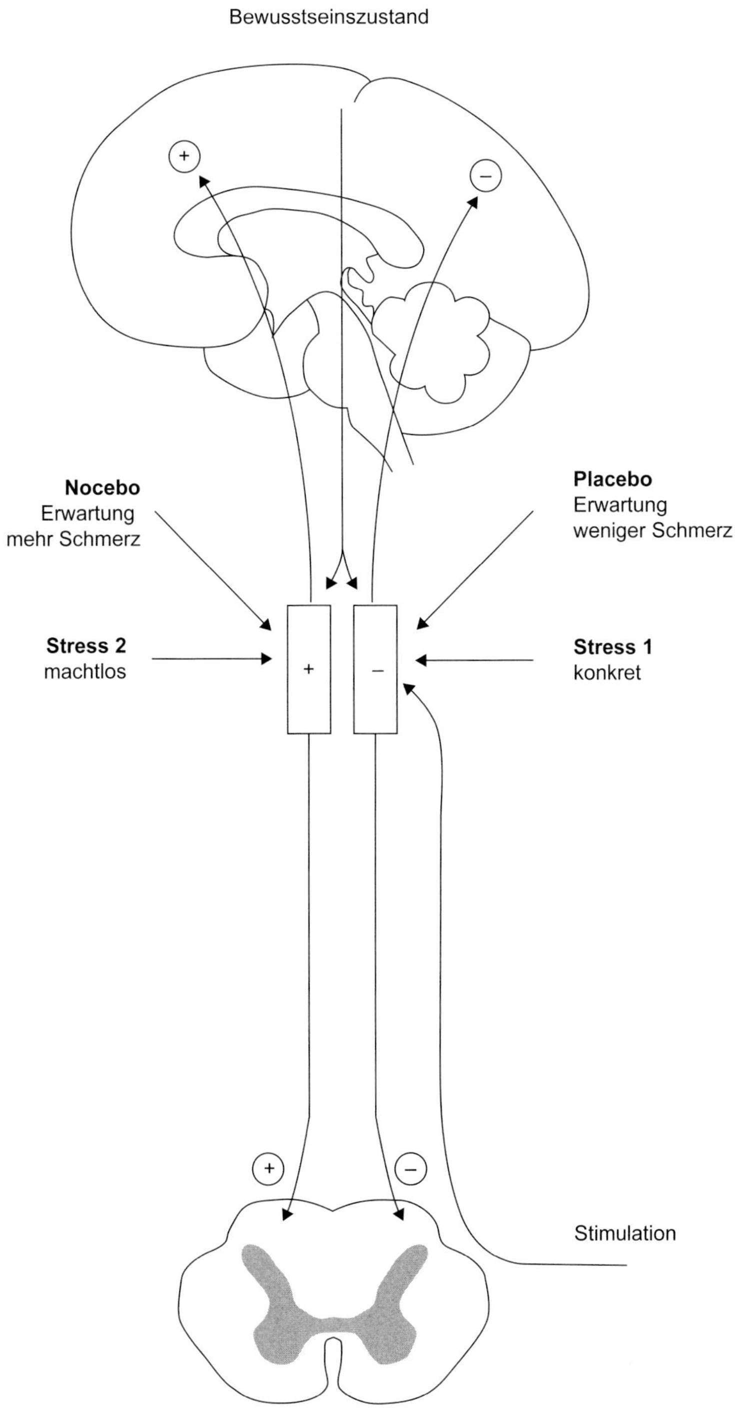

Abb. 9.5 Schmerzmodulierende Systeme. Es gibt schmerzhemmende und schmerzstimulierende Systeme. Placebo- und Nocebo-Effekte werden teilweise durch diese Systeme erreicht.

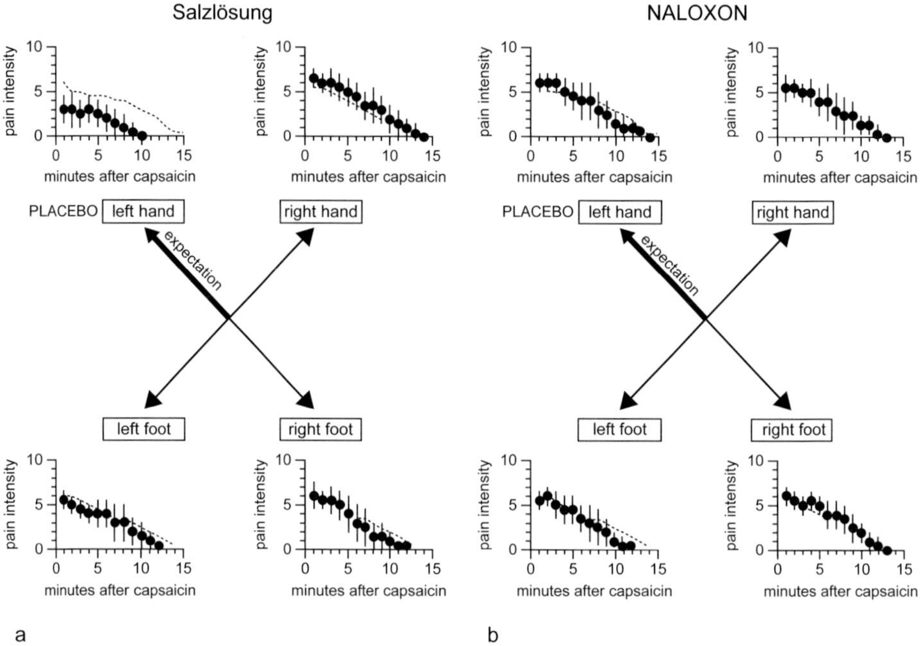

Abb. 9.6 Placebo-Effekt: Naloxon aufhebbar. Capsaicin-Injektionen an Händen und Füßen verursachen Schmerzen, die nach etwa 15 Minuten verschwinden (Kurven). Auf der linken Seite wird eine sogenannte neutralisierende Salbe aufgetragen. Der Schmerz an der linken Hand ist deutlich geringer (nicht so an der anderen Hand oder an den Füßen). Wenn das Experiment nach Gabe von Naloxon wiederholt wird, ist der Placebo-Effekt aufgehoben (rechts).

Schmerzen durch ein überzeugendes Argument des Therapeuten für die Behandlung. Man spricht von Placebo-Effekt. Ein Placebo-Effekt „*ist eine Reduktion einer Beschwerde oder eines Symptoms aufgrund der bewussten oder unbewussten Perzeption einer therapeutischen Situation oder eines Einflusses.*“ (Benedetti 2009, van Cranenburgh, 2014).

Wenn dem Patienten Naloxon (eine Substanz, die die Endorphine blockiert) verabreicht wird, ist der Placebo-Effekt signifikant reduziert: der Beweis, dass endorphinerge schmerzhemmende Systeme eine Rolle bei der Entwicklung des Placebo-Effekts spielen. Beim Nocebo-Effekt sehen wir das Gegenteil: Der Patient erwartet mehr Schmerzen, zum Beispiel beim Lesen der Packungsbeilage, negative Informationen vom Arzt („verengte Zwischenwirbelräume“, „Osteophyten“), durch negative Informationen über den Therapeuten in Artikeln von Boulevardblättern.

Placebo- und Nocebo-Effekte können sehr stark sein, wie zahlreiche Placebo-Experimente gezeigt haben. Abbildung 9.6 zeigt ein Beispiel.

An Händen und Füßen wird eine schmerzstimulierende Substanz inji-

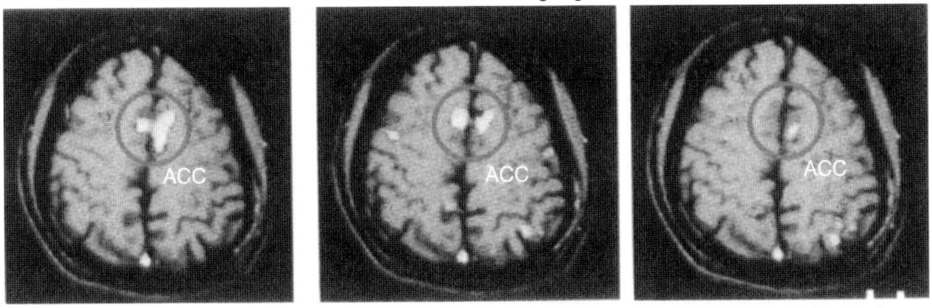

Abb. 9.7 Die Macht der Erwartung. Links: Ein schmerzhafter Reiz wird gegeben mit Warnung. Mitte: Ein nicht schmerzhafter Reiz wird mit der Warnung „schmerzhaft" angegeben: die aktivierte Region im Gyrus cinguli ist fast gleich groß. Rechts: Ein nicht schmerzhafter Reiz wird gegeben und als solcher auch angekündigt. Jetzt ist die aktivierte Region viel kleiner geworden. Die Testperson erfährt wenig Schmerz. Fazit: Gedanken und Erwartungen haben einen starken Einfluss auf den Schmerz.

ziert: Capsaicin. Die Probanden melden Schmerzen (7 auf der Schmerzskala von 10), die nach ungefähr 15 Minuten auf Null zurückgehen. Nun wird eine Salbe auf die linke Hand aufgetragen, die eine neutralisierende Wirkung hat (Säure-Base, Plus-Minus, Yin-Yang – wie immer man das bezeichnen möchte). Es ist jedoch eine wirkungslose Salbe. Die Erwartung erfüllt aber ebenfalls ihre Aufgabe: Es ist klar, dass die Person links weniger Schmerzen angibt! Die durch den Placebo-Effekt bewirkte Schmerzreduktion ist somit lokalisiert: Die Erwartung richtet sich auf die linke Hand, die Wirkung erfolgt selektiv in der linken Hand. Wenn dieses Experiment nach Naloxon-Gabe wiederholt wird (Blockierung der Endorphin-Aktivität), sehen wir, dass der Effekt verschwunden ist (rechts im Bild). Die Wirkung der Erwartung kommt offenbar durch ein endorphines schmerzhemmendes System zustande: Kognition beeinflusst die Physiologie!

Auch das Experiment von Price und Bushnell (2004) in Abbildung 9.7 zeigt überzeugend die „Macht der Erwartung". Mittels funktioneller MRT wird der Gyrus cinguli anterior gezoomt, eine Struktur, die für die affektive Komponente des Schmerzes wichtig ist.

Resümee

Es gibt viele Stimulationstherapien – von der Akupunktur bis zur manuellen Therapie –, die in unserer heutigen Gesellschaft einen festen Platz haben. Patienten profitieren offensichtlich von diesen Therapien. Viele

Therapien sind Bestandteil oder gerade an der Grenze dessen, was wir reguläre Medizin nennen. Eine genaue Trennung zwischen regulär und alternativ ist eigentlich nicht gegeben. In der Vergangenheit haben wir über den Placebo-Effekt gelacht. Nun hat sich der Effekt der Erwartung in vielerlei Hinsicht erhärtet: Der Placebo-Effekt „gehört dazu". Meditation und Hypnose galten früher als vage und weich. Jetzt gibt es harte Beweise mit bildgebenden Verfahren. Eine seriöse Erforschung einer Vielzahl von nicht-westlichen Gesundheitssystemen sowie bestimmter Formen der Physiotherapie, Stimulationstherapie und Injektionstherapie ist aus theoretischen neurophysiologischen Gründen durchaus gerechtfertigt. Die Reflexwege von der Peripherie zum Verborgenen sind neurophysiologische Realität. Neurophysiologische Experimente sind jedoch selten und fast ausschließlich auf Labortiere in Narkose beschränkt. Es sind jedoch Versuche denkbar, bei denen bei bestimmten therapeutischen Anwendungen Organveränderungen (Herzfrequenz, EKG, Magensäureproduktion, Motilität des Magen-Darm-Trakts, Kontraktionen der Blase etc.) aufgezeichnet werden. Es wäre jedoch ein Missverständnis zu glauben, dass Therapien nur dann wirksam sein können, wenn sie theoretisch begründet sind (Taylor, 1983). Eine wissenschaftlich begründete empirische Bestimmung der Effekte von Therapien wäre bereits ein wichtiger Schritt vorwärts („evidence-based medicine"!).

Exkurs

Die Abbildungen 9.8a und b zeigen den Herz- und den Blasen-Meridian mit den jeweiligen Akupunkturpunkten. Es fällt der Verlauf des Herz-Meridians vom Sternum zur linken Pupille und über die linke Schulter zum Unterarm ulnar auf. Auffallend ist auch der Verlauf des Blasen-Meridians auf der Beinrückseite bis zum kleinen Zeh (sakrale Segmente).

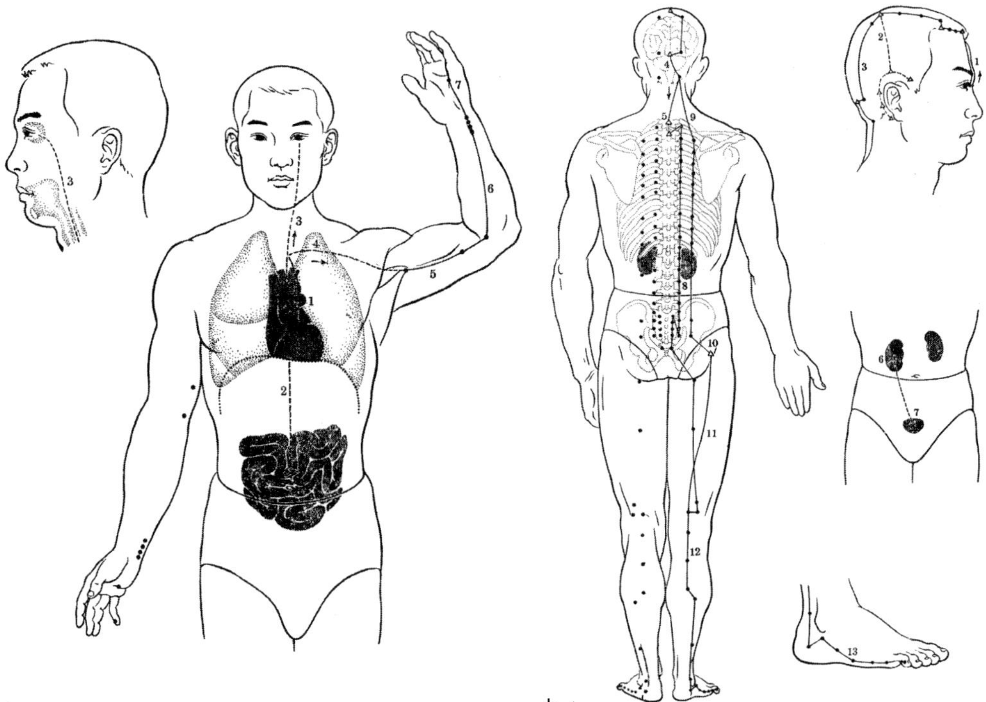

a b

Abb. 9.8 Der Herz-Meridian (a) und der Blasen-Meridian (b)

Teufelskreise 10

Zusammenfassung
Die in diesem Buch beschriebenen Reflexwege können zur Entstehung von Teufelskreisen führen. Über einen auslösenden Faktor kann eine Reihe von Änderungen/Beschwerden in Gang gesetzt werden. Das Ergebnis ist ein komplexes Muster von Beschwerden, das es uns schwer macht, daraus klug zu werden. Ein interessanter Gedanke ist, dass aufgrund des Auftretens solcher Teufelskreise Beschwerden bzw. Störungen der Eingeweide mit Veränderungen im Bereich des Rückens und entlang der Wirbelsäule einhergehen können. Eine sorgfältige Anamnese kann dazu beitragen, die Entstehung eines solchen komplexen Symptommusters aufzuklären. Das Konzept des Teufelskreises hat sowohl diagnostische als auch therapeutische Implikationen.

10.1 Anhaltende Beschwerden

Die in den vorangegangenen Kapiteln besprochenen Interaktionen können auch für die Medizin von Bedeutung sein, weil hiermit erklärt werden kann, weshalb Beschwerden manchmal fortdauern. Unter bestimmten Umständen können offenbar Teufelskreise entstehen, sodass Symptome bestehen bleiben und die ursprüngliche Ursache des Übels maskiert wird. Es folgen zwei Beispiele für Teufelskreise.

Ein *Muskelkrampf* neigt dazu, sich etwa folgendermaßen zu verstärken:
- Es ist ein schädigender Reiz im Muskel vorhanden (z. B. eine kleine Läsion wegen Überbelastung).
- Dadurch werden nozizeptive Afferenzen im Muskel sensibilisiert/aktiviert („Schmerzfasern").
- Diese Reize aktivieren Motoneuronen im Rückenmark (analog dem Rückziehreflex bei schmerzhafter Verletzung).
- Der Muskel wird angespannt und es entsteht eine Dauerkontraktion (Hypertonus).
- Diese Dauerkontraktion erschwert die Durchblutung des Muskels; dieser wird ischämisch.
- Die Ischämie stellt erneut einen Reiz für die „Schmerzfasern" im Muskel dar.

CRPS (Complex Regional Pain Syndrome). Livingston beschreibt bereits 1943, wie der Teufelskreis zustande kommt:
- Eine Verletzung kann auslösender Faktor sein (Brandwunde, Fraktur).
- Ein anormales Impulsmuster erreicht das Rückenmark.
- Hinterhornneuronen werden sensibilisiert/aktiviert.
- Motoneuronen im Vorderhorn und sympathische Neuronen im Seitenhorn werden aktiviert.
- Hierdurch entsteht Immobilisation, Muskelkrampf, Vasokonstriktion und Ischämie, was wiederum Ursache von abnormalem Input werden kann.
- Die Sensibilisierung und Aktivierung im Rückenmark nimmt wieder zu.

Ein fortdauernder Kontraktionszustand wie auch andauernde sympathische Aktivierung können auf Dauer sogar zu anatomischen Veränderungen in Muskeln, Knochen und Gelenken führen, was Grund für erneute

10

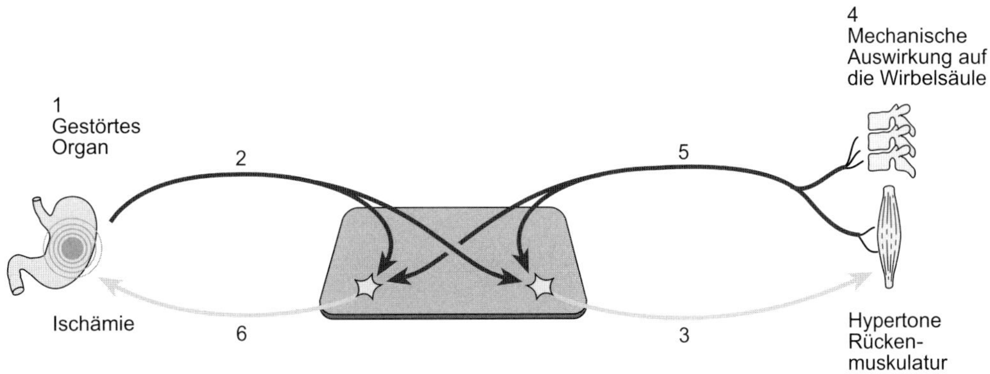

Abb. 10.1 Teufelskreis-„Achterbahn". Über Reflexwege (Nr. 1–6) besteht eine Beziehung zwischen Wirbelsäule und Eingeweiden. Zur Erklärung s. Text.

Beschwerden sein kann. Beim CRPS sind diese Veränderungen charakteristisch: Veränderungen der Haut und der Nägel, Gelenkstörungen, Osteoporose.

10.2 Der Rücken als Fenster für die Organe?

Verschiedene Autoren (u.a. Lewit, 1977; Kunert, 1975; Korr, 1978) haben beschrieben, dass Rückenmuskeln und Wirbelsäule auf die eine oder andere Weise in solche Teufelskreise involviert sein können. Dabei spielt der dorsale Ast des Spinalnervs eine wichtige Rolle (der Spinalnerv teilt sich nach Verlassen des Wirbelkanals auf in einen dorsalen Ast zu axialer Rückenmuskulatur, Wirbelsäule und Rückenhaut, in einen lateralen Ast und in einen ventralen Ast zu den Extremitäten, zur ventralen Körperseite und zu den Eingeweiden, s. Abb. 4.12). Auf diese Weise kommt es zu einer Art Teufelskreis-„Achterbahn", wie in Abbildung 10.1 dargestellt wird. Diese – nicht wörtlich zu nehmende – Achterbahn stellt eine Zusammenfassung eventueller Möglichkeiten dar. Folgendes Beispiel zeigt eine konkrete Auswirkung auf:

1. Es besteht eine Organstörung, z.B. ein beginnendes Magengeschwür.
2. Über viszerale Afferenzen wird das Rückenmark in den entsprechenden Segmenten aktiviert (beim Magen Th6–Th9).
3. Dadurch werden Motoneuronen im Rückenmark (somato-efferent) aktiviert und Anteile des M. erector spinae werden hyperton (Myotom Th6–Th9).

4. Durch den muskulären Hypertonus können somatische Afferenzen in Strukturen im Bereich der Wirbelsäule aktiviert werden. Es können eine lokale Ischämie infolge des Muskelhypertonus und die Reizung von Kapseln und Ligamenten infolge veränderter mechanischer Kräfte eine Rolle spielen.
5. Diese Aktivität erreicht wieder das Rückenmark, wo z. B. sympathische Efferenzen im Seitenhorn aktiviert werden.
6. Durch diese sympathische Aktivität kann u. a. eine Vasokonstriktion im Magenbereich erzeugt werden (oder eventuell in anderen segmental übereinstimmenden Organen). Die dadurch entstandene Ischämie stellt einen zusätzlichen Reiz in einem bereits gestörten Organ dar.

Solche Teufelskreise könnten sich durch unterschiedliche Symptome äußern:
- erhöhte Muskelspannung im Rücken;
- Rückenschmerzen;
- anatomische Veränderungen am Rücken, z. B. Skoliose;
- Störungen der Magenfunktion.

Nach Kunert (1972) bildet der Rücken eine Art „Fenster“ für die Eingeweide: der Zustand der Eingeweide manifestiert sich durch segmental geordnete wahrnehmbare Phänomene am Rücken (diagnostische Bedeutung). Auf der anderen Seite kann man den Rücken als ein „therapeutische Tastatur“ für die Eingeweide auffassen: durch Manipulationen am Rücken können die Funktionen von Eingeweiden gezielt beeinflusst werden. Dies ist natürlich ziemlich spekulativ und geht etwas weit. Aber es ist ein interessanter Gedanke.

10.3 Somatoforme Störungen

Eine Diagnose wird v. a. dann schwierig, wenn mehrere Symptome gleichzeitig vorhanden sind. Es handelt sich dann um ein Totalsyndrom, wobei es schwierig ist, die ursprüngliche Ursache der Beschwerden aufzuspüren. Man denkt dann u.a. an zahlreiche unerklärliche Beschwerden, die man heutzutage unter dem Begriff „Somatoforme Störungen“ zusammenfasst: somatisch unerklärliche körperliche Beschwerden. Eine sorgfältige *Anamnese* ist deshalb in diesen Fällen sehr wichtig. In der „Geschichte“ des Patienten kann manchmal eine bestimmte Reihenfolge der Ereignisse und Beschwerden vorgefunden werden. Der Zustand könnte durch ein Magengeschwür infolge psychischer Anspannungen in Gang gesetzt worden sein. Die Beschwerden könnten aber auch unmittelbar nach einer Läsion im Bereich von Nacken oder Rücken begonnen haben, z. B. nach Subluxation eines Wirbels durch eine Sportverletzung. Auf diese Weise kann manchmal „rekonstruiert“ werden, wie die Gesamtheit der Beschwerden entstanden ist.

Natürlich handelt es sich bei oben stehender Darstellung nur um Beispiele. Es sind viele Varianten des „Teufelskreis-Prinzips“ möglich. Der Teufelskreis stellt in der Praxis eine gutes Erklärungsmodell dar für:

- ein gleichzeitiges Auftreten unterschiedlicher Beschwerden und Störungen;
- ein Fortbestehen der Beschwerden, obwohl die ursprüngliche Störung längst verschwunden ist;
- die Tatsache, dass viele Beschwerden und/oder Störungen durch andere Beschwerden maskiert werden können (diagnostischer Holzweg);
- somatisch unerklärliche körperliche Beschwerden (somatoforme Störungen).

Das Denken in segmentalen Reflexwegen und Teufelskreisen kann zu einer anderen Art der Wahrnehmung und des Denkens führen. Lumbale Rückenschmerzen können z. B. als Reflexhypertonus infolge einer primären Störung der Eingeweide gedeutet werden; Verdauungsstörungen können mit Abweichungen der Strukturen der Wirbelsäule zusammenhängen. Das Denken in „Kreismodellen“ und wechselseitigen Abhängigkeiten ist in der modernen Betrachtung der Funktionsweise des Nervensystems von fundamentaler Bedeutung; selbst weit voneinander entfernt liegende Bereiche des Nervensystems können funktionell durch die Wechselwirkung der neuronalen Aktivität miteinander gekopppelt sein. Neue Erkenntnisse über Plastitizät und Sensibilisierung unterstützen das Konzept der Teufelskreise.

Psychosomatischer Zusammenhang und Summation von Faktoren 11

Zusammenfassung

Bei der Entstehung von Beschwerden, z. B. chronischem Schmerz, spielen oft somatische, psychologische und soziale Faktoren eine Rolle. Eine lokale segmentale Aktivierung, wie z. B. Halswirbelsäulenverletzung (whip lash= Schleudertrauma), kann in Kombination mit einer Stresssituation und dem Gefühl von Machtlosigkeit (z. B. drohende Entlassung) zu einer manifesten Beschwerde führen. Die Frage nach der Ursache der Beschwerden – somatisch oder psychisch – ist dann nicht relevant: es ist gerade die Kombination. Es wäre gut, die Manifestation von segmentalen Symptomen auch in diesem Kontext zu betrachten.

11.1 Die Rolle der Psyche

Menschen mit den exakt gleichen anatomischen Läsionen können ganz unterschiedliche Beschwerden haben. Denn wie wäre es sonst möglich, dass bestimmte (z. B. segmentale) Phänomene oder Teufelskreise nicht bei jedem entstehen? Zahlreiche Faktoren und Einflüsse, die unter Umständen individuell sehr verschieden sind, können dafür verantwortlich sein. Der Mensch stellt natürlich kein festgeschriebenes „Input-Output-System" dar. Dies zeigt sich bereits bei den Reflexen. Man kann z. B. einen heißen Topf halten und auf den Tisch stellen und dabei einen Rückzieh- oder Loslassreflex vollständig unterdrücken; der gleiche „Hitzereiz" kann unter anderen Umständen eine heftige Reaktion auslösen. So wird jemand, der einmal einen Unfall mit heißem Öl erlebt hat, in einer solchen Situation anders reagieren. Sogar der Patellarsehnenreflex ist stark abhängig von der Situation und Einstellung des Individuums (leicht zu prüfen mit dem Jendrassik-Manöver: Wenn man den Finger einhakt und kräftig zieht, wird der Reflex stärker). Bei psychisch angespannten Personen sind die Reflexe lebhaft, bei Ablenkung wird der Patellarsehnenreflex oft stärker, bei gerichteter Aufmerksamkeit gerade schwächer; bei Hautreflexen ist dies wiederum umgekehrt. Diese Beispiele zeigen, dass die aktuelle Befindlichkeit des Individuums und psychische Faktoren eine entscheidende Rolle bei der Aktivierung von Reflexen spielen können.

Darüber hinaus ist jedes Individuum durch plastische Veränderungen gekennzeichnet, die mit seiner eigenen einzigartigen Vergangenheit zu tun haben. Ein Musiker hat ein Konservatorium absolviert und hat daher ein spezifisches „Musikgehirn" entwickelt, ein Gehirn, das Verbindungen enthält, die für den Musiker einzigartig sind, z. B. spezielle Verbindungen zwischen der Hörrinde und dem motorischen Kortex. Aber auch negative Erfahrungen haben ihre „plastische Eigenheit": Ein Soldat, der jahrelang in Wüsten mit Landminen gedient hat, hat natürlich überempfindliche Fußsohlen entwickelt, denn etwas Hartes kann tödlich sein. Im Kriegsgebiet kann ein „Klick" einen Schuss bedeuten. Es ist nicht verwunderlich, dass Kriegsveteranen oft überempfindlich auf Lärm reagieren. Das Kind, das misshandelt oder missbraucht wird, kann für bestimmte Reize überempfindlich sein. Unser Nervensystem ist plastisch und reagiert besonders empfindlich auf relevante Reize.

11.2 Summation von Faktoren

Ähnliche Einflüsse spielen bei der Aktivierung von segmentalen Reflexen und Teufelskreisen natürlich ebenfalls eine Rolle. Abbildung 11.1 zeigt dies in einer vereinfachten Darstellung: psychische und somatische Faktoren werden sozusagen summiert. Wenn z. B. ein Ligament leicht überdehnt wird (etwa durch ein Sporttrauma), verursacht dies eine subliminale („unterschwellige") Aktivierung in einem oder mehreren Segmenten; das heißt, die Neurone sind zwar aktiviert in einem „sensibleren" Zustand, aber der Reiz *allein* reicht nicht aus, um Nervenimpulse zu erzeugen. Die Neuronen sind in Habachtstellung (Fazilitation, Sensibilisierung).

Man kann zwischen zwei Arten von Stress unterscheiden: Stress mit einem konkreten Ziel und machtlosem Stress (siehe Abb. 9.5). Bei Stress mit einem bestimmten Ziel werden alle Körperfunktionen ausgeführt, um das

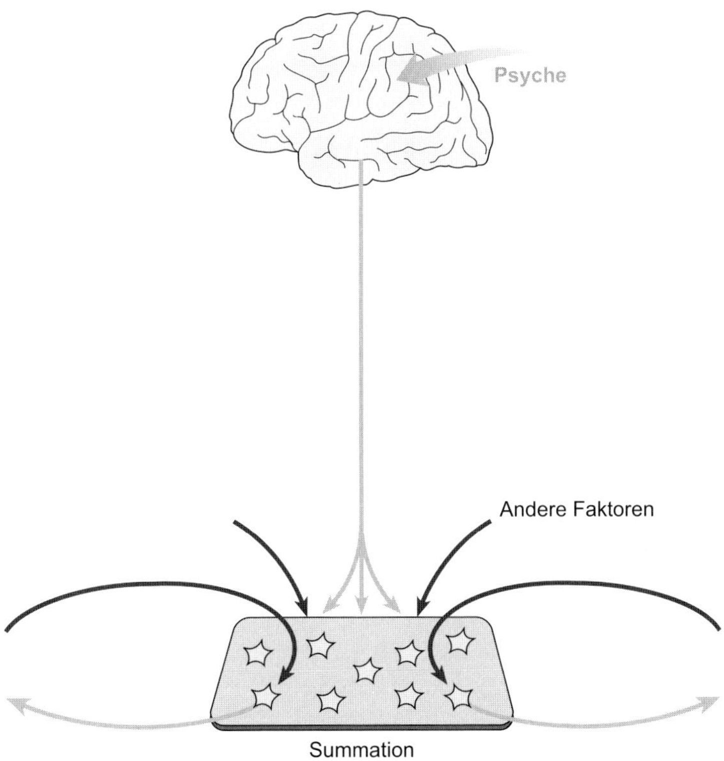

Abb. 11.1 Summation von Faktoren. Ein segmentales Symptom kann durch Summation verschiedener Faktoren, sowohl psychischer als auch somatischer Ursache (psychische Anspannung, lokale Verletzung, innere Organstörung etc.), entstehen.

Ziel zu erreichen (Überleben, Finish, Werkstück). Dies ist tatsächlich ein gesunder Stress, der leistungssteigernd wirkt. Bei dieser Form von Stress ist der Schmerz oft geringer (sogenannte *Stressanalgesie*).

Bei der zweiten Form von Stress gibt es kein klares Ziel: Das Individuum hat zu wenig Informationen, weiß nicht, was zu tun ist, ist machtlos. In solchen Situationen werden alle sensorischen Fenster geöffnet: ein ultimativer Versuch, mehr Informationen zu erhalten. Beispiele für diese Art von Stress sind: drohende Entlassung, im Stau warten, Konflikte in der Arbeit, in der Ehe, Krieg – Situationen, über die man keine Kontrolle hat. Dann kommt eine zusätzliche Aktivierung aus dem Gehirn, die über absteigende Bahnen ins Rückenmark gelangt. Dort ist alles „scharf": ein kleiner zusätzlicher Reiz bildet den Tropfen, der das (Segment-)Fass zum Überlaufen bringt. In solchen machtlosen Stresssituationen nimmt der Schmerz oft zu: *Stresssensibilisierung*.

Es gibt weitere Möglichkeiten, über die eine psychische Anspannung eine unterschwellige Überreizung aktivieren kann. Durch eine kontinuierliche leichte Hyperventilation, die an und für sich kaum bemerkt wird, ändert sich in der Folge der Säure-Basen-Haushalt. Die dadurch entstandene leichte Alkalose der Körperflüssigkeiten bewirkt eine Zunahme der Erregbarkeit von Nervengewebe, woraus segmentale Reflexe und Teufelskreise leichter resultieren. Dies geschieht natürlich vor allem, wenn die Neuronen bereits „erregbarer" sind. Ein mehr oder weniger generalisierter Effekt (z. B. erniedrigter Säuregrad) kann also eine lokale Reaktion auslösen. In den Abbildungen 11.2 A und B ist dieses Prinzip dargestellt: Eine Wirbelsäulenverletzung (z. B. whip-lash) kann in Kombination mit psychischer Anspannung manifesten Nackenschmerz verursachen.

11

Auch andere Faktoren können eine ähnliche Rolle spielen: Abbildung 11.3 zeigt, auf welchem Weg psychische Prozesse Einfluss auf den Körper nehmen können. Weitere Erklärungen sind jedoch nicht Gegenstand dieses Buches. Eine ausführliche Beschreibung der psychosomatischen Mechanismen findet sich in Kapitel 11 des Buches „Neurowetenschappen" (van Cranenburgh, 2014). In Kapitel 13 des Buches „Pijn" wird die Rolle von psychosomatischen Prozessen bei der Entstehung von Schmerzen beschrieben (van Cranenburgh, 2014).

Wesentlich ist, dass weder der psychische noch der somatische Faktor für sich genommen Beschwerden auslösen muss. Durch die Summation mehrerer Faktoren wird eine Grenze überschritten. So betrachtet ist die Frage, ob die dann auftretenden Beschwerden eine somatische oder psychische Ursache haben, grundlegend falsch. Leider wurde diese Frage aber

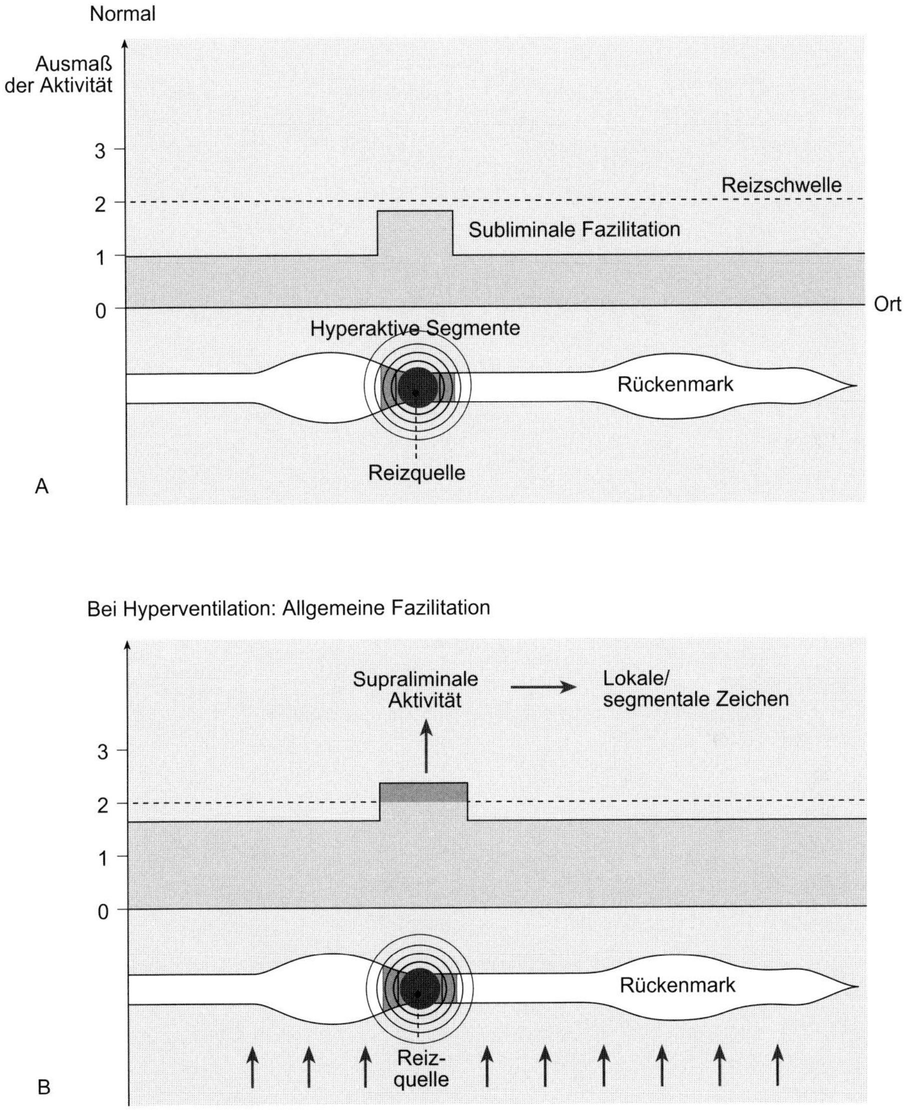

Abb. 11.2 A und B Summation von Faktoren.
A Aufgrund einer Organstörung werden einige Segmente unterschwellig fazilitiert.
B Durch Hyperventilation erhöht sich die Reizbarkeit von Neuronen; segmentale Symptome treten auf: ein generalisierter Faktor verursacht also ein lokales Symptom.

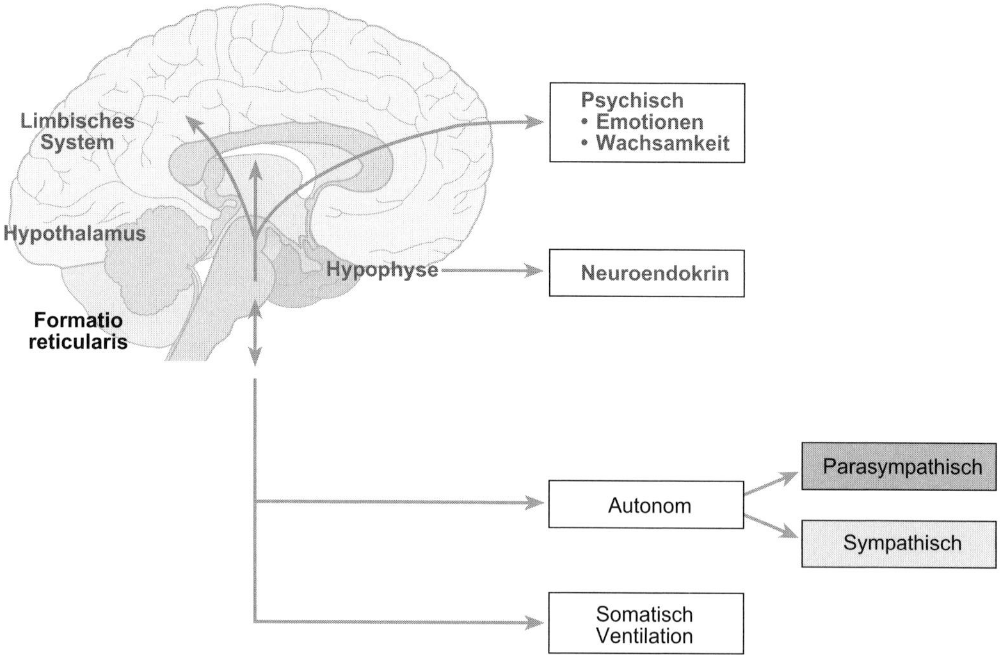

Abb. 11.3 Psychosomatische Wege.
Psychosomatische Wege sind wichtig, um eine Brücke zwischen psychischen und somatischen Funktionen zu schlagen. Es sind mehr Effekte als nur rein sympathische!

schon zu oft gestellt. Es wird Zeit, die unwiderrufliche Verbindung zwischen Soma und Psyche als Tatsache zu akzeptieren. Man kann feststellen: Das Sporttrauma führt unter dem Einfluss von psychischer Anspannung zu Beschwerden. Oder eben umgekehrt: Die psychische Anspannung führt wegen des Sporttraumas zu Beschwerden. Keine der beiden Aussagen ist zutreffend oder falsch! Wer fühlt sich angesprochen? Der Physiotherapeut wegen der Sportverletzung? Der Psychologe wegen der psychischen Anspannung? Wer auch immer, es ist wichtig, das „ganze Bild" zu sehen: Es ist die Kombination von biologischen, psychologischen und sozialen Faktoren.

Aus diesem Modell lässt sich auch ableiten, dass der Therapieansatz sowohl psychische (z. B. Entspannungstraining) als auch somatische (z. B. Manualtherapie) Aspekte berücksichtigen kann; beide können effektiv sein. Könnte dies eine Erklärung dafür sein, dass die unterschiedlichsten Disziplinen und Therapien positive Effekte vermelden?

Als Beispiel wurde hier die Summe aus psychischem Faktor (Anspannung) und somatischem Faktor (Sporttrauma) gewählt. Das Modell ist jedoch viel allgemeingültiger. In einer Studie von Phillips et al. (2003) wird die Stimulation des Ösophagus mit der Präsentation angenehmer oder unangenehmer Bilder kombiniert. In Kombination mit unangenehmen Bildern wird dieselbe Ösophagusreizung viel unangenehmer empfunden. Gleichzeitig ließ sich eine stärkere Aktivierung von Teilen des limbischen Systems nachweisen. Die Autoren folgern daraus, dass ein normalerweise nicht schmerzhafter Reiz in einem emotional negativen Kontext als schmerzhaft empfunden werden kann.

In einer anderen Studie (Younger et al. 2010) wird der Einfluss folgender Objekte oder Situationen auf einen experimentellen Schmerzreiz untersucht:

- ein Foto eines geliebten Menschen;
- ein Foto mit neutralem Inhalt;
- eine ablenkende kognitive Aufgabe.

Die Probanden bekamen weniger Schmerzen, wenn sie das Foto der Geliebten betrachteten, aber auch, wenn sie an der kognitiven Aufgabe arbeiteten. Sowohl kognitive als auch emotionale Faktoren bestimmen offenbar, wie stark ein Reiz subjektiv wahrgenommen wird. Zum Beispiel kann man sich vorstellen, dass eine Frau, die ein Kind unter negativen Umständen gebärt (problematische Familie, unfreundliches Krankenhaus), mehr Gebärschmerzen erfährt: die gleiche Belastung des Geburtskanals kann je nach Kontext mehr oder weniger Schmerzen verursachen. Diese neuen fundierten Erkenntnisse haben weitreichende Konsequenzen. Medizinische Einrichtungen werden oft als negativ wahrgenommen: überarbeitetes Personal, zu wenig Aufmerksamkeit, belehrende Behandlung. Wenige Patienten mögen das Pflegeheim, viele haben Schmerzen, Angst oder Traurigkeit. Was würde mit diesen Beschwerden passieren, wenn die Umgebung gemütlich und einladend wird (therapeutische Umgebung)? Wir denken in Sachen Effizienz, gehen aber in die falsche Richtung.

Alle Faktoren und Abweichungen, die die Empfindsamkeit und den Aktivitätszustand des Nervensystems beeinflussen, können in verschiedenen Kombinationen zu manifesten Beschwerden führen. Reflexwege oder Teufelskreise kommen individuell sehr unterschiedlich zustande. Menschen unterscheiden sich in Anatomie, Physiologie, psychischen Eigenschaften und ihrem kulturellen Hintergrund. Generell spielen somato-psycho-soziale Faktoren eine Rolle, doch ist deren Einfluss im Einzelfall nicht vorhersehbar, weil Lernprozesse sie verändern können. Darin liegt die Ursache für die großen Unterschiede in den Beschwerdeprofilen bei

Menschen mit unterschiedlichem kulturellem Hintergrund. Es ist gut zu erkennen, dass es viele Faktoren gibt, auf die wir Einfluss nehmen können: Kontexte und Lebenswelten können verändert werden, wir können auf das achten, was den Patienten beschäftigt (ein offenes Ohr), wir können unsere begrenzte somatische Orientierung durch eine breite „bio-psycho-soziale" Einstellung ersetzen.

12 Einfache segmentale Untersuchung

Zusammenfassung
Die Untersuchung von segmentalen Phänomenen erfolgt mit einfachen Mitteln: mit unseren Sinnesorganen, der taktilen und visuellen Wahrnehmung. Es sind keine technologischen Mittel beteiligt. Die wahrgenommenen Phänomene haben einen diagnostischen Wert. Manche Phänomene treten links- oder rechtsseitig auf (z. B. Pupillenerweiterung, Glanzauge). Andere sagen auch etwas über die Segmentebene aus (z. B. hypertone Muskelzonen). Das Wahrnehmen der mitunter subtilen Phänomene erfordert einige Übung, kann jedoch einen bedeutenden Beitrag für die Frühdiagnostik innerer Erkrankungen liefern.

Nachfolgend werden kurz einige Symptome und Zeichen beschrieben, die für die segmentale Diagnostik von Bedeutung sein können. Einige haben keine segmentale Bedeutung im engeren Sinne, differenzieren aber vor allem zwischen links und rechts (Seitenregel); andere zeigen einen spezifischen Bezug zur segmentalen Lage der Störung auf (Segmentregel).

12.1 Gesicht

Die genannten Symptome kommen häufig vor. Hansen und Schliack geben an, dass sie bei über 70 % der Patienten mit Organstörungen vorhanden waren.

Einseitige Pupillenerweiterung

Die Pupillen haben durch die einseitige Erweiterung unterschiedliche Größen: Anisokorie. Dieses Symptom ist nur bei gleichmäßiger, nicht zu starker Beleuchtung sichtbar. Provokation ist möglich durch Dunkeladaptation, Atropin (ein Parasympatholytikum, das eine Erweiterung der Pupille bewirkt) oder einen „Schreck“ (z. B., indem plötzlich eine schwierige Aufgabe gestellt wird). Es handelt sich also um Situationen mit hohem sympathischem und niedrigem parasympathischem Einfluss auf das Auge. Der Patient soll in die Ferne schauen, weil sonst durch Akkommodation eine Pupillenverengung auftritt. Das Symptom ist vor allem für die Links-Rechts-Differenzierung von Bedeutung.
Differenzialdiagnose: Anisokorie kann physiologisch oder Folge einer neurologischen Störung sein (z. B. Horner-Syndrom am kontralateralen Auge, Läsion des N. oculomotorius).

Einseitiges „Glanzauge“

12

Dieses Symptom wird durch vermehrten Tränenfluss auf einer Seite verursacht. Das Auge ist leicht vorgewölbt. Analogie: Stimulation der Tränensekretion durch Staubpartikel im Auge. Das Symptom ist vor allem für die Links-Rechts-Differenzierung von Bedeutung. Anscheinend wird die Tränensekretion (N. facialis [VII]) durch asymmetrische Aktivität im Zentralnervensystem beeinflusst.

Einseitiger Gesichtskrampf („Verkrampfung"), mimische Asymmetrie

Eine entspannte Mimik ist von großer Bedeutung; das Symptom ist sehr flüchtig und verschwindet leicht bei bewusster Mimik (z. B. ein freundliches Gesicht aufsetzen). Das Symptom ist vor allem für die Links-Rechts-Differenzierung von Bedeutung.
Differenzialdiagnose: Eine Gesichtsasymmetrie kann angeboren sein, aber meist liegt dann auch eine anatomische Asymmetrie vor (insbesondere von Augen oder Nase); die angeborene Asymmetrie bleibt bei aktiver Mimik vorhanden. Bei einer zentralen Fazialisparese, z. B. in Folge eines CVA oder Schlaganfalls, verschwindet die Asymmetrie bei emotional expressiven Bewegungen (Lachen, Weinen). Bei einer peripheren Fazialisparese (z. B. Bell-Parese) ist das Gesicht bei allen Bewegungen asymmetrisch.

Einseitige Erweiterung der Lidspalte

Auch dieses Symptom ist vor allem für eine Links-Rechts-Differenzierung von Bedeutung; das Auge der betroffenen Seite ist weiter geöffnet. Dem Symptom wird aber durch eine Gesichtsverkrampfung entgegengewirkt!
Differenzialdiagnose: Hyperthyreose.

12.2 Körperhaltung und Muskeltonus

Asymmetrische Körperhaltung

Die Wirbelsäule ist zu einer Seite gekrümmt (konkav zur gereizten Seite), der Kopf zur gereizten Seite geneigt. Dieses ist gut am sitzenden Patienten von dorsal erkennbar. Der Patient soll „symmetrisch" sitzen können, d. h. sich nicht schief dem Untersucher zuwenden müssen, und die Haltung soll so spontan wie möglich eingenommen werden.
Differenzialdiagnose: andere Ursachen einer Skoliose und eines Torticollis.

Asymmetrische Atembewegung

Dieses Symptom ist sichtbar, aber vor allem mit den Händen an den Flanken gut spürbar. Die betroffene Seite zeigt verminderte Atemexkursionen (Krampf der Atemmuskulatur).
Differenzialdiagnose: Paresen, Pneumothorax.

Hypertonus der Interkostalmuskeln

Bei der physiologischen Atmung sieht man normalerweise die Einziehung und Vorwölbung der Interkostalräume. Bei Hypertonus ist diese Bewegung stark eingeschränkt. Eine gute Beleuchtung ist bei der Untersuchung sinnvoll.

Passive Bewegung der Extremitäten

Bei passiver Extension des in der Hüfte flektierten Beins ist bei Hypertonus des M. iliopsoas ein deutlicher Widerstand („Psoas-Widerstand") zu spüren.
Differenzialdiagnose: Gelenkerkrankungen.

Systematische Untersuchung der Spannung von Haut, Unterhaut und Muskelschicht

Die Untersuchung wird vor allem im Bereich des Rumpfes einschließlich Rücken durchgeführt, wobei die in Kapitel 8 beschriebenen Palpationstechniken angewendet werden. Nach Hansen und Schliack kann man hierin leicht Fingerfertigkeit entwickeln. Oft können deutliche Segmentabgrenzungen festgestellt und innerhalb des Segments auch „Maximalzonen" wahrgenommen werden. Der Schulter gilt besondere Aufmerksamkeit; Hypertonus im Bereich des Schultergelenks ist v. a. für die Links-Rechts-Differenzierung von Bedeutung.
Differenzialdiagnose: Muskelinfiltrationen, rheumatische Störungen, andere Ursachen für Hypertonus (z. B. Restzustand nach einem CVI).

Reflexasymmetrie

Auch dieses Zeichen kann die Folge einer segmentalen Überreizung sein.
Differenzialdiagnose: neurologische Erkrankungen.

12.3 Vegetative Zeichen

Vasomotorische Veränderungen

Direkt sichtbare, nicht provozierte Veränderungen sind blasse Hautfarbe, gerötete Hautfarbe und zyanotische Zonen. Vor allem das Gesicht soll betrachtet werden. Viele Organstörungen können sich dort vasomotorisch äußern. Veränderungen können provoziert werden durch Abkühlung (z. B.

eine Decke entfernen), wodurch manchmal eine blasse Zone sichtbar wird (als Ausdruck einer vasomotorischen Überempfindlichkeit).

Veränderte Lewis-Response/Dermographie: Beim Setzen eines scharfen Kratzers auf der Haut entsteht eine stärkere und länger anhaltende blasse Verfärbung infolge einer verstärkten vasomotorischen Reaktion. Durch Vasokonstriktion nimmt die Hauttemperatur ab. Manchmal kann man einen deutlichen Temperaturunterschied zwischen linker und rechter Hand/Fuß fühlen.
Differenzialdiagnose: lokale Hauterkrankungen, autonome Dysfunktionen.

Pilomotorik

Die Funktion wird getestet mit der Erzeugung von Gänsehaut durch Kältereiz (Decke wegziehen) oder durch Kitzeln an der Flanke. Im Fall einer segmentalen Überaktivität breitet sich die Gänsehaut gürtelförmig nach ventral bis zur Mittellinie aus. Es kann auch die Zeit gemessen werden; an der betroffenen Seite tritt das Zeichen früher auf und bleibt länger bestehen.

Sudomotorik

Die Schweißsekretion ist sichtbar, oft aber besser mit der Hand spürbar mittels streichender Bewegung mit der Rückseite der Finger. Der Schweiß kann abgewischt werden und anschließend wird beobachtet, an welcher Stelle die ersten Schweißtropfen erneut entstehen. Die Funktion ist objektivierbar mit einem Farbtest (z. B. Ninhydrin) oder durch Messung des elektrischen Hautwiderstands.

12.4 Schmerzzonen

Übertragener Schmerz (referred pain) und Hyperalgesie

Bei der Untersuchung werden auch Kopf, Schultern und Rücken einbezogen. Der Patient soll den Schmerz so präzise wie möglich beschreiben und auch nach überempfindlichen Zonen befragt werden. Hyperalgesie kann mit einer neurologischen Nadel geprüft werden; auch kann eine Hautfalte zwischen die Finger genommen und leicht gekniffen werden.
Differenzialdiagnose: lokale Störungen im schmerzhaften Bereich.
Bei der Schmerzuntersuchung wird versucht, die verschiedenen Schmerzarten, wie in Kapitel 8 beschrieben, zu differenzieren.

12.5 Weitere segmentale Phänomene

Organreflexe

Organreflexe werden mittels gezielter Traktusanamnese festgestellt.

Symptomatischer Herpes zoster

Bei Organstörungen wurden an der Haut Herpes-zoster-ähnliche Veränderungen festgestellt, die viel öfter vorkommen, als dass sie durch Zufall erklärt werden könnten (Hansen und Schliack, 1962). In diesen Fällen ist tatsächlich eine Infektion mit Herpesvirus aufgetreten. Warum dies geschieht, ist nicht klar. Hansen und Schliack vermuten, dass dabei Veränderungen in der Vasomotorik eine Rolle spielen (dadurch würde im entsprechenden Segment der Widerstand vermindert). Eine ganz andere Vermutung ist, dass die Herpes-zoster-Infektion Ursache der Organstörung ist! Vom Spinalganglion aus könnten viszerale Efferenzen gereizt werden, wodurch die Organfunktion verändert wird.
Differenzialdiagnose: Hauterkrankungen.

Hinweis: Eventuell vorher bereits vorhandene Symptome und Störungen sollten bei der Untersuchung der oben genannten Symptome und Zeichen berücksichtigt werden: ein seit Langem bestehendes Symptom oder ein Restzustand nach einer durchgemachten Krankheit hat im Moment der Untersuchung weniger Bedeutung. Durch regelmäßige Wiederholung der Untersuchung kann der Verlauf des Krankheitsprozesses verfolgt werden. Segmentale Symptome entstehen früh und sind leicht auslösbar. Darum sind sie wichtig für die Diagnose von Veränderungen oder Krankheiten innerer Organe.

Das Wichtigste zusammengefasst 13

Zusammenfassung
Das Konzept der segmentalen Beziehungen kann in drei verschiedenen Bereichen angewendet werden:
- Pathophysiologisch: Welche segmentalen Phänomene entstehen bei Organerkrankungen?
- Diagnostisch: Welchen Beitrag kann die Analyse von segmentalen Phänomenen für den diagnostischen Prozess leisten?
- Therapeutisch: Wie kann man Wissen um die segmentalen Wege nutzen, um Beschwerden bzw. Organfunktionen zu beeinflussen?

13.1 Pathophysiologie

- Es besteht eine Störung in einem bestimmten Organ.
- Über die viszero-afferente Innervation kann daraus abgeleitet werden, welche Rückenmarkssegmente überaktiv werden.
- Dadurch entstehen segmentale Phänomene:
  - Referred Pain (übertragener Schmerz) in Derma-, Myo- und/oder Sklerotom;
  - Hypertonus im Myotom;
  - sympathische Phänomene in Abhängigkeit von der Lokalisation des Segments am Körper im gleichen Bereich oder weiter kranial oder kaudal.

13.2 Segmentale Diagnostik

- Die Störung ist nicht bekannt.
- Bei der Anamnese werden die segmentalen Symptome speziell beachtet.
- Durch die Analyse der Reihenfolge des Auftretens der Beschwerden kann die Entstehung eines Syndroms rekonstruiert werden.
- Bei der körperlichen Untersuchung werden die eventuell vorhandenen segmentalen Zeichen sorgfältig notiert.
- Übertragener Schmerz (referred pain), Hyperalgesie, hypertone Zonen und sympathische Zeichen erlauben eine Schlussfolgerung über hyperaktive Segmente.
- Zu den gefundenen hyperaktiven Segmenten gehören „Verdachtsorgane".
- Bei der Bestimmung dieser „Verdachtsorgane" macht man von der „Seitenregel" und der „Segmentregel" Gebrauch.

13.3 Segmentale Therapie

13

- Es ist eine Störung in einem bestimmten Organ bekannt. Einige Rückenmarkssegmente sind überaktiv.
- Therapeutische Reize sollen diese Segmente erreichen.
- Die Lokalisation der Reizapplikation ist deshalb im korrespondierenden Derma-, Myo- oder Sklerotom.

- Art und Intensität der Reize bestimmen den Fasertyp, der stimuliert wird.
- Der aktivierte Fasertypus bestimmt die Wirkung auf der Rückenmarksebene: Exzitation oder Inhibition.

14 Schlussbemerkung

Bei der Durchführung einer segmentalen Untersuchung in der Praxis muss beachtet werden, dass diese Phänomene nie *isoliert* betrachtet werden sollten. Ein einzelnes Zeichen, Symptom oder eine Zone sagt nicht viel aus, es ist vor allem die Kombination der verschiedenen segmentalen Phänomene, die die *Wahrscheinlichkeit* einer bestimmten Organstörung vergrößert. Die segmentale Untersuchung kann nie eine normale Untersuchung ersetzen, sondern ist vielmehr eine *Ergänzung* zu den üblichen Methoden der Inspektion, Palpation und Auskultation. Wichtig ist, dass der elementare *Wahrnehmungsprozess* im Mittelpunkt steht. Wenn in der Praxis dadurch tatsächlich manchmal frühzeitigere und bessere Diagnosen gestellt werden könnten, wäre diese Untersuchung natürlich ein Gewinn. Kostspieligere und für den Patienten belastendere Untersuchungen können dann außer Acht bleiben.

Die Art der segmentalen Phänomene verlangt eine spezifische Art der Wahrnehmung. Segmentale Phänomene sind flüchtig und leicht beeinflussbar. Bei einer beginnenden Organstörung äußern sich diese Phänomene „flüsternd", erst später entsteht ein klares „Sprechen" und in einem späteren Stadium „schreit" das Organ um Beachtung. Dieses „Flüstern" wird sehr leicht übertönt: Wenn der Patient weiß, dass er beobachtet wird, können viele Phänomene durch „bewusste Innervation" überlagert werden. Deshalb ist das Beobachten des unbefangenen Patienten notwendig, was in der Praxis jedoch nicht immer leicht zu realisieren ist. Die Umgebungsbedingungen müssten darüber hinaus einigermaßen standardisiert sein. Der Patient muss sich entspannt und wohlfühlen.

Für lange nicht alle segmentalen Phänomene gibt es eine eindeutige Erklärung. Das einseitige Glanzauge hängt z. B. mit Organstörungen auf derselben Seite zusammen, aber die *Kausalität* ist noch unklar. Dies gilt z. B. auch für Bindegewebszonen und manche Farbveränderungen der Haut. Außerdem können segmentale Phänomene selbst wieder andere Phänomene auslösen, wodurch Teufelskreise entstehen: Hypertonus – Schmerz – Hypertonus – Schmerz etc. Über viszero-viszerale Reflexe kann sich eine Abweichung in dem einen Organ in Form einer Funktionsveränderung eines anderen Organs äußern. In all diesen Fällen kann große Unklarheit bezüglich der Kausalität bestehen (das

Huhn- und Ei-Problem). Zur Rekonstruktion der Entstehungskette ist eine präzise **Anamnese** von großer Bedeutung.

Aufgrund der Art der segmentalen Untersuchung und Therapie eignen sich diese vor allem in der Grundversorgung (Hausarzt und Physiotherapie-Praxis). Leider hat die erste Publikation dieses Büchleins (1985) nicht dazu geführt, dass eine Inventarisierung und Prüfung der Bedeutung der segmentalen Phänomene stattgefunden hat. Auch heute, im Jahr 2018, müssen wir leider schlussfolgern, dass ein Thema, das von großer praktischer Bedeutung sein könnte, sowohl in der klinischen Praxis als auch in der Wissenschaft immer noch vernachlässigt wird. Die Technologie dominiert mehr denn je.

Literatur

Arendt-Nielsen, L., et al. (2008). Viscero-somatic reflexes in referred pain areas evoked by capsaicine stimulation of the human gut. European Journal of Pain,12, 544–551.
Bajaj, P. et al. (2002). Controlled dilatation of the uterine cervix – an experimental visceral pain model. Pain, 99, 433–442.
Benedetti, F. (2009). Placebo-effects. Oxford: Oxford University Press.
Blumberg, H., Jänig, W. (1983). Changes of reflexes in vaso-constrictor neurons supplying the cat hindlimb following chronic nerve lesions: a model for studying mechanisms of reflex sympathetic dystrophy? Journal of the Autonomic Nervous System, 7, 399–411.
Bolk, L. (1910). De segmentale innervatie van romp en ledematen bij den mensch. Haarlem: De Erven Bohn, 1910. (Heruitgave, Utrecht: Bohn, Scheltema & Holkema, 1985).
Bonica, J. (1990). The management of pain (vol. 1 en 2, 2e druk.). Philadelphia: Lea & Febiger.
Brooks, C. (1983). Newer concepts of the autonomic system's role derived from reductionist and behavioral studies of various animal species. Journal of the Autonomic Nervous System, 7, 199–212.
Burns, L. (1907). Viscero-somatic and somato-visceral spinal reflexes. Journal of the American Osteopathic Association, 7(2), 249–258.
Camillieri, M. et al. (1984). Effect of somatovisceral refl exes and selective dermatomal stimulation on postcibal antral pressure activity. American Journal of Physiology, 247, G703–G708.
Chang, F. (1996). Effect of transcutaneous nerve stimulation on esophageal function in normal subjects– evidence for a somatovisceral reflex. American Journal of Chinese Medicine, 24, 185.
Chusid, J. (1978). Correlative neuroanatomy and functional neurology (17e druk). Los Altos: Lange Medical Publications.
Cranenburgh, B. van. (1997). Schema's fysiologie (4e druk). Maarssen: Elsevier.
Cranenburgh, B. van. (2014a). Pijn, waarom? (2e druk). Haarlem: ITON.
Cranenburgh, B. van. (2014b). Neurowetenschappen, een overzicht (3e druk). Amsterdam: Reed Business Education.
Cranenburgh, B. van. (2014c). Pijn, vanuit een neurowetenschappelijk perspectief (8e druk). Amsterdam: Reed Business Education.
Denny-Brown, D. (1979). Selected writings of Sir Charles Sherrington (H. 1 en 2). Oxford: Oxford University Press.
Dittmar, F., & Dobner, E. (1961). Die neurotopische Diagnose und Therapie innerer Krankheiten . Heidelberg: Karl F. Haug Verlag.
Fields, H. (1987). Pain . New York: McGraw-Hill.
Foreman, R. (1996). Mechanisms of visceral pain. In: Campbell, J. (red.), Pain. Seattle: IASP Press (An updated review).
Garrison, D. et al. (1992). Viscerosomatic convergence onto feline spinal neuron from esophagus, heart and somatic fields: Effects of inflammation. Pain, 49, 373–382.
Gebhart, G. (red.). (1995). Visceral pain . Seattle: IASP Press.
Giamberardino, M. (2005). Visceral pain. IASP, Clinical Updates, 13(6), 1–6.
Gläser, O., & Dalicho, A. (1955). Segmentmassage . Leipzig: VEB Georg Thieme Verlag.
Hansen, K., & Schliack, H. (1962). Segmentale Innervation. Ihre Bedeutung für Klinik und Praxis. Stuttgart: Georg Thieme Verlag.

Harden, R., et al. (red.). (2001). Complex regional pain syndrome. Seattle: IASP.
Henke, C., & Beissner, F. (2011). Illustrations of visceral pain. "Head-less" Head's zones. Schmerz, 25(2):138–139.
Jänig, W. (2014). Neurobiologie viszeraler Schmerzen. Schmerz, 28, 233–251.
Jänig, W., & Stanton-Hicks, M. (red.). (1996). Reflex sympathetic dystrophy: A re-appraisal. Seattle: IASP.
Johnson, R., & Spalding, J. (1974). Disorders of the autonomic nervous system. Oxford: Blackwell Scientific Publications Ltd.
Knowles, C., & Aziz, Q. (2009). Basic and clinical aspects of gastrointestinal pain. Pain, 141, 191–209
Korr, I. (red.). (1978). The neurobiologic mechanisms in manipulative therapy. New York: Plenum Publishing Corporation.
Kunert, W. (1975). Wirbelsäule und innere Medizin. Stuttgart: Ferdinand Enke Verlag.
Le Bars, D. (1979). Diffuse noxious inhibitory control (DNIC), 1 Effects on dorsal horn convergent neurons in rats. Pain, 6, 203–204.
Lewis, T., & Kellgren, J. H. (1939). Observations relating to referred pain, visceromotor reflexes and other associated phenomena. Clinical Science, 4, 47–71.
Lewit, K. (1977). Manuelle Medizin im Rahmen der medizinischen Rehabilitation. Leipzig: Johann Ambrosius Barth.
Linde, K., et al. (2007). The impact of patient expectations on outcomes in four randomized controlled trials of acupuncture in patients with chronic pain. Pain, 128, 264–271.
Livingston, W. (1976). Pain mechanisms. New York: Plenum Publishing Corporation.
Livingston, W. (1998). Pain and Suffering. Seattle: IASP Press.
Medical College of Shanghai. (1976). Anatomical charts of the acupuncture points and 14 meridians. Shanghai: Shanghai Peoples Publishing House.
Melzack, R., & Wall, P. (2008). The challenge of pain. (2e red.). London: Penguin Books.
Moll van Charante, G. H. (1900). De hyperalgetische zones van Head. Leiden: Eduard IJdo.
Monnier, M. (1968). Functions of the nervous system (vol. l). Amsterdam: Elsevier.
Mumenthaler, M., & Schliack, H. (1977). Läsionen peripherer Nerven. Stuttgart: Thieme.
Phillips, M., et al. (2003). The effect of negative emotional context on neural and behavioral responses to oesophageal stimulation. Brain, 126, 669–684.
Pollard, H. (2004). The somatovisceral reflex: How important for the "type O" condition? Chiropractic Journal of Australia, 34(3), 93–102.
Procacci, P. (1999). Heart and vascular pain. In: P. Wall & R. Melzack. Textbook of Pain (4e red.). Edinburgh: Churchill Livingstone.
Procacci, P., & Maresca, M. Referred pain from somatic and visceral structures. Current review of Pain, 3(2), 96–99.
Roy, E., et al. (2003). Reduction of TMD pain by high-frequency vibration: A spatial and temporal analysis. Pain, 101, 267–274.
Ruch, T. (1979). Pathophysiology of pain. In: T. Ruch & H. D. Patton (red.), Physiology and biophysics, The brain and neural function (vol. l). Philadelphia: W. B. Saunders Company.
Sato, A. (1995). Somatovisceral reflexes. Journal of Manipulative Physiology Therapy, 18, 597–602.
Sato, A. (1997). Neural mechanisms of autonomic responses elicited by somatic sensory stimulation. Neuroscience behaviour Physiology, 27, 610–621.
Sato, A., & Schmidt, R. (1973). Somato-sympathetic reflexes. Physiology Review, 53 .
Sato, A., et al. (1993). Neural mechanisms of the reflex inhibition and excitation of gastric motility elicited by acupuncture-like stimulation in anesthesized rats. Neuroscience Research, 18, 53–62.
Schiffter, R. (1985). Neurologie des vegetativen Systems. Berlin: Springer.

Schliack, H., & Schiffter, R. (1976). Klinik der sogenannten vegetativen Schmerzen. In: A. Sturm & W. Birkmayer. Klinische Pathologie des vegetativen Nervensystems, (Band 1). Stuttgart: Gustav Fischer Verlag.
Squire, L. et al. (2003). Fundamental Neuroscience. San Diego: Academic Press.
Taylor, R. (1983). Stuurloze geneeskunde. Analyse van een niets ontziende technologie. Lochem: De Tijdstroom.
Travell, J., & Simons, D. (1998). Myofascial pain and dysfunction (2e druk). Baltimore: Williams & Wilkins.
Wall, P., & Melzack, R. (2006). Textbook of Pain (5e druk). Philadelphia: Elsevier, Churchill Livingstone.
Wolf, J. (1981). Segmental Neurology. Baltimore: University Park Press.
Wong, H., & Mayer, E. (2006). A clinical perspective on abdominal pain. In: S. McMahon & M. Koltzenburg (red), Wall en melzack's Textbook of Pain . Amsterdam: Elsevier.
Woolf, C. (2011). Central sensitization: Implications for the diagnosis and treatment of pain. Pain , 152(3 Suppl): 2–15.

Abbildungen

Aus nachfolgend aufgeführten Publikationen sind Abbildungen entnommen. Die Publikationen sind nicht in der Bibliographie aufgeführt.

Adams, R. D., & Victor, M. (1993). Principles of Neurology. New York: Mc-Graw-Hill Inc.
Bing, R. (1945). Kompendium der topischen Gehirn- und Rückenmarksdiagnostik. Benno Schwabe: Basel.
Collins, R. (1982). Illustrated manual of neurology diagnosis (2e druk). Lippincott: Philadelphia.
Cranenburgh, B. van. (2011). Segmentale Phänomene. München: Kiener.
Gardner, E. (1975). Fundamentals of neurology (6e druk). Saunders: Philadelphia.
Hamilton, J., Boyd, J., & Mossman, W. (1972). Human embryology (4e druk). Baltimore: Williams and Wilkins.
Haymaker, W., & Woodhall, B. (1952). Peripheral nerve injuries. Philadelphia: Saunders.
Kandel, E., & Schwartz, J. (2000). Principles of neural science (5e druk). New York: MacGrawHill Inc.
Kuks, J. B. M. et al. (2003). Klinische neurologie (15e herz. druk). Houten: Bohn Stafleu Van Loghum.
Lewis, T. (1946). Pain. New York: The Macmillan Company.
Mann, F. (1983). Scientific aspects of acupuncture, 2e druk. London: William Heinemann Medical Books ltd.
Mumenthaler, M., & Schliack, H. (1977). Läsionen peripherer Nerven (3. extended en onlangs herziene druk.). Stuttgart: Georg Thieme Verlag.
Ruch, T., & Patton, H. D. (red.). (1979). Physiology and biophysics. The brain and neural function (20e red). Philadelphia: W. B. Saunders Company.
Spillane, J. D., & Spillane, J. A. (1982). An atlas of clinical neurology (3e druk). Oxford: Oxford University Press.
Wancura-Kampik, I. (2010). Segment-Anatomie. München: Elsevier.

Register